JN308263

不安の構造

リスクを管理する方法

唐木英明

エネルギーフォーラム新書

不安の構造　目次

第4章 放射能と健康

第一章　不安の構造

紀元前221年、戦国時代の中国全土を一人の王が統一し、自身を「皇帝」すなわち「宇宙のすべてを支配する神」と名乗った。秦の始皇帝である。

始皇帝は国の制度を整え、軍備を増強し、北方の異民族の侵入を防ぐために万里の長城を建設し、文字や貨幣を統一し、交通網を整備し、国の経済は大きく発展した。その一方で、自分の政治を批判する学者を生き埋めにし、彼らが書いた本を焼き捨てる「焚書坑儒」により批判勢力を弾圧して、その名の通り神のような絶大な力を誇った。

1974年、中国のほぼ中央にある陝西省で、始皇帝の墓が発見された。墓の周囲には「兵馬俑」が配置され、そこには始皇帝の墓の副葬品である兵士8000人と馬600頭、戦車100台の像のほかに、役人や芸人の像、そして宮殿の実物大模型までが並べられていた。兵馬俑は始皇帝が自分の豪華な生活をそのまま来世に持っていこうとした遺跡として、1987年に世界遺産に登録された。

宇宙のすべてを支配する神のような権力を持つ始皇帝にも大きな悩みがあった。それは、歳を取り、死ぬことだ。死後の世界でも現在の豪華な生活を続けたい。そう願って宮殿のような豪華な墓を作ったのだが、本心では現世に執着していたのだろう。始皇帝は不老不死の霊薬を探し求めるようになった。そして、その大役を徐福という方士に任せた。

方士とは「不老不死の秘術を知る人物」という意味だが、実際にそのような人物がいるはずはない。しかし、始皇帝は「海の向こうに仙人が住む山があり、幼い男女を連れていけば不老不死の霊薬を手に入れることができる」という徐福の言葉を信じて、童男童女数千人と大金を持たせて海上に送り出した。

それから9年後、徐福は金を使い果たして始皇帝のもとに帰り、「海の向こうで仙人に出会ったが、始皇帝からの礼が少なすぎると言って、霊薬を渡してくれない」と報告した。始皇帝は霊薬がすぐにも手に入るものと信じて、金銀財宝、童男童女3000人、さまざまな穀物の種子、そして多くの分野の技術者を持たせて、再び徐福を送り出した。

もちろん、徐福は仙人などに出会ってはいなかった。一つの国を作ることができるほどの財産を持ったまま海を渡って、日本にたどり着き、そこで王になり、二度と始皇帝のもとに帰ることはなかったと伝えられている。史上最大の詐欺師といえよう。

一方、始皇帝は不老不死の霊薬を待ち続けたが、それが到着するはずはなかった。そこで、始皇帝は現世で手に入る「秘薬」を飲んだ。ところが、当時の秘薬には毒物である水銀化合物やヒ素化合物を含むものもあった。始皇帝は、当時としては平均的な寿命である50歳で亡くなったのだが、死亡の原因は、秘薬と信じて飲んだ毒物の中毒だったのかもしれない。

この話から改めて感じることは、始皇帝でさえ絶対に手に入らないものが不老不死であり、手に入らないからこそ、余計に欲しくなる、ということである。始皇帝の時代から2000

年以上が経った現在、私たちの生活は、始皇帝が夢にも見なかったほど豊かで便利で安全なものになっている。それは、科学技術の発達の成果であり、「リスク管理」技術の発達のおかげである。

交通事故や、犯罪や、病気や、失業などの「災害」に遭わないように対策を行うことを「リスク管理」と呼ぶ。毎月の収入を確保するためにまじめに働き、交通事故に遭わないように注意し、病気にならないように食生活に気を配り、適度の運動をするのは個人のリスク管理だが、職を失う人が出ないように経済を活性化し、万一の時には失業手当を支給し、交通事故を起こさないように歩道を作り、信号を設置し、急病人のために救急車や救急病院を配置するのは国のリスク管理である。個人のリスク管理の費用は個人が負担する。国や地方自治体が行うリスク管理の費用は国民が支払う税金でまかなわれる。結局、私たちが健康で、安全で、豊かな生活を送るための費用は、私たち自身が負担していることになる。それでは、日本のリスク管理はどの程度成功しているのだろうか。

著者は戦争が始まる直前の１９４１年に東京で生まれ、日本の主な都市が空襲を受けて焼け野原になり、食料生産が低下して多くの人が飢えていた戦後の混乱期に子ども時代を過ごした。その後の高度経済成長期には給与が毎年10％も上がり、そしてバブルが弾けて経済が低迷するという戦後の歴史をすべて経験した。

統計値を見ると、国民総生産（GDP）は1955年の47兆円から2012年には520兆円と11倍の伸びを示し、世界有数の経済的に豊かな国に駆け上がった。医療と公衆衛生が発達して感染症が激減し、だれもが先進医療を受けることができるようになり、1947年には約50歳だった平均寿命が現在は80歳まで大きく伸びた。犯罪も交通事故や食中毒による死者も減り、冷暖房が効いた住居に住んで、自家用車を持ち、テレビや冷蔵庫は当たり前、スマートフォンやパソコンで世界の情報を手に入れ、世界中の珍しい商品をネットで購入し、海外旅行を楽しむ。著者が子どもの頃には夢でしかなかった安全で豊かな生活が現実のものになっている。

こうしてみると、これまでのリスク管理は客観的に見てかなり成功しているといえよう。それでは現代の社会に住む人々はこのような状況に満足しているのだろうか。各種の調査結果を見ると、残念ながら多くの人がさまざまな不安を抱えている。リスク管理の目的の一つは、国民が不安を感じないで生活をすることだが、これについては成功しているとは言い難い。

豊かさを手に入れて、安全が確保されている現代の日本の社会で、人々はなぜ不安に陥るのか、いくつかの側面から考えてみたい。

将来の不安

「自分は幸せ」と感じている日本人はどのくらいいるのだろうか。内閣府の調査によれば、「とても幸せ」と「まあまあ幸せ」を合わせた数は半分程度しかない。逆に言うと、残りの半分の人たちは、自分が幸せとは思っていないのだ。同じ調査をヨーロッパで行うと、ハンガリーとウクライナは日本とよく似た状況だが、英国とデンマークでは大部分の人が幸福を感じている。「幸福感に影響するのは何か」をたずねると、「健康状況」69・7%、「家族関係」66・4%、そして「家計の状況」65・4%がトップ3である。

英国人やデンマーク人に比べて、日本人の健康や家族関係や収入がそれほど劣っているとは考えられないのだが、日本人があまり幸せを感じない理由はなんだろうか。そのヒントが、「幸福感を高める観点から、政府が目指すべき主な目標は何だと思いますか」という質問に対する答えである。

回答は多い順に、「公平で安心できる年金制度」69・2%、「安心して子どもを産み育てることの出来る社会の実現」64・9%、「雇用や居住の安定を確保」48・1%、「質の高い医療サービスの提供」41・9%である。平成24年版子ども・若者白書でも、若者に「働くことに関する不安」を聞いたところ、「不安」の割合が高いのは、「十分な収入が得られるか」82・9%、「老後の年金はどうなるか」81・5％、「きちんと仕事ができるか」80・7％、「社会の景気動向はどうか」80・4％などである。

このように、若者をはじめとして多くの人たちが将来に対する不安を抱えていることが分かる。高度経済成長の結果、世界一豊かになった日本は、バブルの崩壊で一気に経済不況に陥った。雇用が縮小してリストラや派遣切りが横行し、就職できずにパートでその日暮らしをする若者が増えた。そのうえ、少子高齢化社会に突入し、年金は崩壊に瀕し、しかも「失われた年金」問題までが発覚した。医療にもまた危機が訪れ、公立病院の閉鎖が続いた。そんな状況に多くの人が不安になるのは当然だが、だからといってこれらは個人の努力で解決する問題ではない。こうして、幅広い層に不安が沈着していったのだろう。

将来の不安は大きいが、それでは現状に対する不安はないのだろうか。内閣府食品安全委員会が行った調査の中で、日常生活で何に不安を感じるのかを聞いている。その答えは「自然災害」89・6％、「環境問題」83・5％、「新型インフルエンザなどの重症感染症」67・4％、「食品安全」64・8％、「交通事故」64・3％、「犯罪」62・5％、「戦争・テロ」47・1％の順である。これらの項目の中で、実際に被害が出ているは、年間4400人の死者が出ている交通事故、1945年から2010年の間で死者1000人以上の年が12回もあった台風などの自然災害、年間約1200件の犯罪による殺人などである。他方、環境問題、重症感染症、戦争・

テロの被害者は国内では出ていない。従って、大きな被害が出ている出来事に不安を感じるだけでなく、被害者が出ていないリスクに対しても不安が大きく、ここでも「現状に対する不安」というより、「将来に対する不安」が大きいことが分かる。逆にいうと、多くの人が現在の生活にそれほど深刻な不安を感じていないのではないだろうか。

家族も財産も仕事も名誉も持たない人が守りたいと思うものは、自分の生命くらいしかない。ところが、現在の日本では多くの人はそのすべてを持ち、しかも始皇帝でさえ想像もできないような豊かで安全な暮らしを楽しみ、そのような生活をいつまでも続けていたいと思っている。そして、守りたいものが大きいほど、それを失う不安が大きくなる。これが「将来に対する不安」を大きくしているのだろう。

始皇帝は、自分が年老いて死ぬことへの不安でいっぱいだったからこそ、徐福の詐欺に簡単に騙された。一方、当時の庶民の暮らしは貧しく、食料も医療も不十分だった。そんな庶民は、今日一日を無事に過ごし、腹いっぱい食べて、ゆっくり眠るだけで幸せであり、将来の不安などは考えなかったかもしれない。現代の社会に住む私たちは全員が始皇帝になってしまったのだ。

豊かさと安全

日常の生活で出会う生命や健康に対するリスクは様々だが、それらのリスクがどの程度有効に管理されているのかを知ることができるデータとして、厚生労働省の「人口動態統計」がある。これによれば、２０１１年度に１２５万人が死亡しているが、その原因は悪性新生物（がん）35万７０００人、心疾患19万５０００人、肺炎12万５０００人、脳血管疾患12万４０００人、不慮の事故６万人、老衰５万２０００人、自殺３万人で、死亡原因のほとんどが病気である。それでは病気のリスク管理はどうなっているのだろうか。

戦後間もない１９４７年の死亡原因の第1位は結核で、2位と3位は肺炎と脳血管疾患だった。当時、結核は不治の病であり、多くの若者が結核で命を失った。有名人では、新選組の沖田総司、文学者の樋口一葉、石川啄木、正岡子規などで、宮崎駿監督の『風立ちぬ』のヒロイン菜穂子も結核で死んでいった。

著者の叔母は戦争で夫を亡くし、著者より1歳年下の幼い娘と二人で取り残され、運悪く結核にかかり、娘と一緒に婚家から出された。そして著者の疎開先であった信州の父の実家の一間で寝たきりの生活を送っていたが、戦後間もなく、まだ20代の若さで亡くなった。医師だった著者の父親から、叔母の部屋に遊びに行くことを止められていたため、たまに叔母が部屋を出た時に、優しく声をかけてもらった思い出と、まだ幼くて叔母の死の意味が分からなかった著者が、その葬式の行列に加わったのが楽しくて、赤とんぼが飛ぶ田舎道を墓場に向かう道中、歌を口ずさんで叱られた想い出が残っている。

しかし、それから十年後には医療の進歩により抗生物質などの治療薬が出回り、生活環境も改善されて、結核と肺炎による死者は急速に減り、日本は世界でも有数の長寿国になった。叔母もあと何年か生きていれば死なずに済んだかもしれない。薬もなく、妹の治療ができなかった父の無念が今になるとよく分かる。ほんの何年かの違いが生死を分けるほど、科学技術が急速に進歩した時代だった。

こうして日本は長寿社会になったのだが、長寿は別の病気をもたらした。それが、動脈硬化、高血圧、糖尿病、がん、肺炎、精神病など、高齢者に起こる「老年病」だ。その結果、死亡原因の上位も老年病が占めることになった。その経緯を見ると、医療の進歩でいったんは減少した肺炎は１９６０年代から再び増加に転じている。脳血管疾患は１９４０年代から減少に転じたが、１９９０年代に入ると下げ止まってしまった。一方、がんと心疾患は戦後から現在まで増え続けている。これらの違いの原因は、それぞれの老年病に対する治療の進歩と加齢の影響とともに、喫煙や食生活などの生活習慣の影響もあると考えられる。こうして、順調に延びてきた平均寿命は、老年病の増加によりそろそろ頭打ちになろうとしている。

今後の課題は老年病対策だが、新しい治療法の開発だけでなく、喫煙や過食などの生活習慣の改善を行うことにより、これを多少は減らすことができるだろう。しかし、寿命が延びれば、また新たな老年病が出てくる。しかも老年病との闘いは「寿命を少し延ばす」だけで、「人間は必ず死ぬ」という運命を変えられるわけではない。だから最も重要なリスク管理は単に寿命を延ばすことではなく、生きている間は普通の生活ができて、人生を楽しむことができ、寿命が来たら心静かに死を迎えるという、生活の質（ＱＯＬ）を守ることである。そして、高齢者のＱＯＬを低下させる最大の要因が認知症である。

厚生労働省の統計では現在の認知症患者は４６２万人。65歳以上の15％、85歳以上の40％が認知症であり、高齢化の進行とともにその数はさらに増えると予測されている。がんを治療して余命を延ばした先に待っているのが認知症では、十分なリスク管理とは言えない。今後、どんな順番でどの病気の対策を行うのか、そして心静かに最後の時を迎えるにはどうしたらいいのかを真剣に検討することが求められている。

病気以外の死亡原因で多いのは不慮の事故と自殺である。厚生労働省の「不慮の事故死亡統計」をみると、１９９５年の不慮の死の原因は交通事故、もちなどの食品による窒息、階段などからの転倒・転落、水泳や入浴中の溺死、火災、中毒の順だった。その後、２００８年までに交通事故による死者が半減し、窒息死が30％以上増加したため、順番が入れ替わった。また窒息、転倒・転落、溺死、火災による死者は高齢者が過半数を占め、ここにも高齢化社会の影響が大きく表れている。「不慮の死」とは「避けることができる死」であり、リスク管理が可能な死である。とくに高齢者を中心に年間９０００人を超える窒息死の対策が急がれる。

食品を原因とする食中毒の死者は、終戦から１９６０年の間は毎年２００人から３００人程度で推移し、終戦翌年の１９４６年には１８４８人にもなったこともある。しかも、これは届け出があった数だけで、実際にはその何倍もの死者がいたものと推測される。しかし、高度経済成長とともに死亡者は急速に減少して、現在は年間10名内外である。その原因は、ふぐ毒、きのこ毒のような自然毒のほかに、腸管出血性大腸菌Ｏ１５７などの食中毒菌である。こうして、戦後の混乱期に比べると食品の安全性は飛躍的に高まったのだが、「生肉を無防備に食べない」「フグやキノコを素人判断で食べない」などの消費者のリスク管理が徹底しない限り、食中毒による死亡はこれからも続くと考えられる。

なお、厚生労働省の統計には「中毒」の項目があり、毎年６００名程度の死者が出ているが、これは「食中毒」ではない。被害者は成人だけであり、工場などでの作業中の化学物質による不慮の中毒によるものである。

死につながる様々なリスクについて見てきたが、その中で最も恐れられているのが「がん」

のリスクであろう。多くの人が化学物質や放射能を恐れるのは、将来がんになるかもしれないという不安からである。そこで、次は「不安とはどのようなものなのか」について考えて見よう。

不安と恐怖

暴走車がこちらに迫ってきたとき、夜道で刃物を持った不審者が近づいてきたとき、私たちは「恐怖」を感じる。恐怖とは、生命に危険を及ぼすようなものに出会った時に湧き出す感情であり、「逃げる」という行動につながる。恐怖は動物が自分の生命を守るための重要な感情であり、恐怖感がない動物は危険な相手に出会っても逃げないため、死に絶えてしまう。

「不安」もまた危険を逃れるための本能的な反応であると述べたのは１００年前の精神科医であるジーグムント・フロイトである。フロイトは「対象がある場合に恐怖を、そして対象がない、あるいは漠然として、よくわからないときに不安を感じる」と言っている。人気がない暗い夜道で後ろから足音がしたら不安になる。しかし、どんな相手か分からないため、逃げたらいいのか、立ち止まって相手を確認したらいいのか迷い、一瞬で行動することができない。そして、この判断の遅れが生命の危険につながることがある。そこで多くの動物は

「正体がわからないものは危険」と単純に判断して、直ちに逃げ出す。山中で野生動物に出会った時、彼らが逃げ出すのは、そんな理由なのだ。

幕末の1862年、上野彦馬が長崎の中島川の河畔に、写真館「上野撮影局」を開いた。ところが写真を見たこともなかった人たちの間で「写真は人の魂を吸い取る」という迷信が広がり、日本人はほとんど来ることがなく、客は外国人ばかりだった。しかし、いつ命を失うかわからない維新の志士たちは、写真に自分の姿を残した。

人間は「よく分からないもの」を目の前にした時に不安を感じるが、現代人の不安のほとんどは目に見えない「将来の不安」である。入学試験や就職試験の結果がどうなるのか、職場で自分がどのように評価されているのか、将来の年金、子育て、雇用、医療がどうなるのか。自分の努力では解決が難しいし、だからといってそんな不安から逃げ出す方法もない。

「よくわからないもの」に対する不安を示すのが、食品安全委員会の「食品に対する不安」の調査である。調査結果を見ると、食品添加物、農薬、家畜用抗生物質、汚染物質（カドミウム、メチル水銀等）、有害微生物（細菌・ウイルス）、BSE、遺伝子組み換え食品、いわゆる健康食品、放射性物質などの項目について、50％以上の人が「不安」と答え、「有害微生物（細菌・ウイルス）」と「放射性物質」については80％近くが「不安」と答えている。一方、これらの項目のうち実際に食中毒などの健康被害を起こしているのは有害微生物（細菌・ウイルス）といわゆる健康食品だけで、残りの項目では健康被害は出ていない。

被害がないにもかかわらず、すべての項目について半分以上の人が不安と答えている原因はなんだろうか。そもそも、それぞれの項目はあまりなじみがない単語だ。そして、これらのうちで多くの人が良く知っているのは、昔から多くの被害が出ている有害微生物だけであり、その他のリスクについては、どこかで聞いたことはあっても、十分に理解している人は少ない。「よく分からない」からといって、すべての食品に大なり小なり含まれている化学物質から逃げ出すことも、拒絶することもできないことへの不安である。

こうして「逃げ出すことができないリスク」への不安が蓄積して、次第に大きな精神的ストレスになり、それが怒り、恐怖などの感情にもつながる。

直感

人間がいろいろな判断をするときに主に使う方法を「ヒューリスティック」と呼ぶ。それは直感的な判断であり、「ひらめき」あるいは「第六感」ともいうべきものである。人間も動物も直感的判断を行うのだが、それは「危険を逃れるための判断を瞬間的に行ったものだけが生き残った」という、進化の中で行われた選択である。

直感の対極にあるのが、時間をかけてあらゆる条件を慎重に検討して結論を出す「論理的判断」あるいは「熟慮による判断」である。しかし、論理だけで判断することはほとんどない。また熟慮には時間がかかるが、そうする時間がないことも多い。例えば、四桁の暗証番号を忘れた時に、0000から9999まで1万回試してみれば必ず正解に行き着く。しかし、現金自動支払機の前でそんなことをする人もいないし、そんなことをする時間もない。誕生日や電話番号など、普段使っている数字を幾つか試して正解に行き着く。また、自動車を購入しようとしたら、性能や価格やメーカーなど慎重に比較して検討するだろう。しかし、最後の決め手は、ほとんどの場合、「好きか、嫌いか」という感情である。

日常生活では我々が論理だけで判断することはそれほど多くないが、著者が長年携わってきた自然科学の世界は論理だけで築かれている。論文を書くときには個人的感情を一切排除して、科学的事実と論理だけを記載する。ただし、研究のきっかけには直観や感情が働き、それらに動かされて研究のテーマを決めることが多い。結局、自然科学者も直観から逃げられないのである。

直感的判断で危険を逃れた例を挙げよう。2013年8月、京都府福知山市の花火大会会場で露天のガソリン容器から気化したガソリンが噴出して爆発し、3人死亡、57人が重軽傷という大惨事になった。このとき、ガソリン容器の近くにいて全身にガソリンを浴びた中学生が、火の気がない土手の上に走って逃げたため、難を逃れることができたという。その判断の背景には「ガソリンに火がついたら危険」という知識、「目の前の露天では火を使って調理をしている」という観察、「自分の身体にかかったガソリンに引火したら死ぬかもしれない」という恐怖感があったはずだ。しかし、この中学生はこれらのことを論理的に考えて行動を起こしたとは考えられない。「恐怖を感じて逃げる」という一瞬の本能的な行動だった。ヒューリスティック、あるいは直感の裏側には知識と経験が必要であり、それらが豊富であるほど瞬間的に正しい判断ができるのだが、恐怖感の強さも大きな要素である。

直感的判断にはいくつかの特徴がある。その第一は「危険情報」を無視しないことだ。例えば、群れで暮らす動物には見張りがいて、危険が迫ると群れの全員に知らせる。そして、全員がすばやく避難することで命が助かる。もし、この危険情報を無視する動物がいたら、敵に襲われて死んでしまう確率が高い。こうして、危険情報を無視するような遺伝子を持つ動物は滅んでしまい、危険情報を絶対に無視しない、注意深い遺伝子を持った動物の子孫だけが生き残った。

第2の特徴は、「利益情報」も無視しないことだ。「あそこに行ったら食べ物や水がある」といった利益情報を無視する動物がいたら、飢死することだろう。

一方、動物の世界で「安全情報」を流すことはない。危険情報がないときは安全だから、安全情報は意味がない。もし安全情報があってもこれを無視するし、無視しても生命や健康に何の危険もない。

このような特徴が、世の中にあふれる情報の量に大きなアンバランスを作る。「危険」、「不安」という情報は売れるが、「安全」、「安心」という情報は売れない。著者はかつてＢＳＥ問題についての本を書き、出版社は「牛肉安全宣言」という題名をつけた。そして著者の予想の通り、この本はそれほど売れなかった。こうして、書店に並ぶのは「危険」、「怖い」といった本ばかりになる。そんな情報を信じて多くの人が誤解すると、それがまた商売のチャンスになる。その結果、巷には「添加物は怖い」「農薬は怖い」という人が増えて、そんな人を相手にして、無添加食品や無添加化粧品、果ては無添加ドッグフードから無添加住宅などという意味不明のものまでが並ぶ。

科学的な根拠がない「危険情報」を流す目的は商売のためだけではない。一部の人たちは本気で「化学物質は危険」と信じて、善意で危険情報を積極的に流している。そのような熱心な人達の多くにみられる特徴は、自分の考え方に合う情報ばかりを集めて、反対意見には耳を貸さないことだ。ヒューリスティックの判断には「確証バイアス」という特徴がある。それは先入観に一致した情報を無意識に選別してこれを信じ込み、一致しない情報は無視する傾向だ。こうして先入観はますます強化されていく。

もう一つの特徴は、判断の根拠を「信頼」と「尊敬」に置くことだ。信頼している人の言葉はそのまま受け入れるが、信頼しない人の言葉は信用しない。狩猟採集時代の昔から、人間は知識と経験が一番豊富なリーダーの言うとおりに行動して命が助かった。元気があるけれど知識も経験もない若者がリーダーの決定と違う行動をしたら、死ぬかもしれない。こうして我々は自分で重大な決断をすることを避け、信頼出来る人の判断に頼ろうとする。信頼する人がいない時には、多数の人がどうするのかで決める。多数派の意見は正しいことが多いし、多数派と違うことをする人は仲間と思われずに爪弾きされる恐れもあり、馬鹿にされる可能性もあるからだ。

ちなみに、「ある行動によって危険を逃れることができた」という経験は貴重な教訓になる。次に同じ危険に出会ったときには、同じ行動をすれば助かる可能性が大きいからだ。危険を逃れることができたという「成功体験」は「先入観」として記憶に刻まれていく。だから先入観を変えてはいけないし、変えることは難しい。しかし、もし先入観が間違っていたときにはこれを変えることが難しいため、問題が起こることもある。

一般的には安全情報を無視して危険情報を重視するのだが、これが逆転することがある。それは自分に利益があるときだ。例えば交通事故で毎年何千人もの人が亡くなっている事実を冷静に考えれば、自動車は直ちに禁止すべきであろう。しかし、現実にはそのような動きはない。運転をやめようとする人もほとんどいないし、自動車反対運動を起こしたら世間から冷たい目で見られるだろう。それは、自動車が多くの人に直接の利益があるからだ。そして、その大きな利益を前にすると、多数の死者が出ている事実も、自分が加害者になるリスクも、小さく見えてしまうのだ。タバコや酒も、多くの病人が出ているにもかかわらず禁止されないのは、同じ理由だ。

さらに「都合の悪いことは想像しない、自分には悪いことは起こらないはず」と考える「楽観バイアス」という特徴もある。これは過剰な不安を持つことによる精神的ストレスを避けるための自己防衛反応だが、自動車も、酒も、タバコも「自分だけは大丈夫」という楽観バイアスに支えられているのだろう。

その一方で、農薬、食品添加物、遺伝子組み換え食品などは、厳しい規制の結果、健康に被害は出ていないにもかかわらず、不安を感じる人が多い。その理由の一つは世の中にはこれらに対する危険情報が溢れていること、もう一つは、これらは事業者の利益のために存在するものであって、自分には何の利益もないだけでなく、リスクまで負わされているという不公平感だ。

直感的な判断の例をもう一つ示す。年収800万円と1000万円の管理職の求人があれば、ほとんど全員が年収1000万円の職を選ぶだろう。そこで、条件を一つ付け加える。

年収800万円の職がある地区は庶民の町で、周囲の人達の年収は500万円かそれ以下。だから、相対的にはあなたは一番の高収入。一方、年収1000万円の職がある地区はお金持ちの町で、周囲の人達の年収は2000万円かそれ以上。だから相対的にはあなたは一番の低収入。どちらを選ぶのだろう？　いくつかの講演会でこの質問をしたところ、半分程度の人が「年収800万円の方がいい」と答えた。

直感的判断の優れたところは、ほとんど瞬間的に、周囲の人の年収と自分の年収の差、すなわち収入の社会的な意味を考え、それを200万円の違いと比較して、どちらが自分と家族の利益になるのかを計算するところだ。優越感と200万円という、全く違うものを比較できる能力は素晴らしいが、判断の結果に大きな個人差があるのは、その人の知識と経験と価値観によるものだろう。

このように、人間の判断は直感的であり、その背景にあるのは個人が持つ限られた量の知識と経験である。逆にいえば、すでに経験したリスクには「先入観」に従って直観的に対応できる。しかし、経験がない場合には他人の意見を参考にせざるを得ない。「自分の判断こそ正しい」と主張する前に、その背景にある知識と経験は十分なものなのか、間違いはないのか、心理的なバイアスがかかっていないのか考える必要がある場面が多い。次に、そんな話を紹介しよう。

聞かれて出てくる不安

人間の判断にはいろいろなバイアスがあることが分かったうえで、もう一度、食品安全委員会のアンケートを見直そう。農薬については63％の人が「不安」と答えている。本当に不安なら、半分以上の消費者が無農薬野菜を購入することが予測される。

ところが、２０１０年度農林水産省補助事業「有機農業基礎データ作成事業」報告書によれば、全国の有機農家は約1万２０００戸で全農家数の0・28％、その耕地面積は全体の0・36％、そして有機農産物の出荷量は重量で全農産物の0・35％しかない。要するに、日本には有機農産物がほとんどないのだ。さらに、無農薬野菜を探して買おうとする人は少ないし、「野菜はすべて無農薬にすべき」という消費者運動もない。

アンケート調査と消費行動のこのような大きなギャップをどのように考えたらいいのだろうか。著者はこれを「聞かれて出てくる不安」と考えている。消費者庁が行った「食品表示に関する消費者の意向等調査」によれば、消費者がスーパーで買い物をするときに確認するのは、価格（81・5％）、賞味期限・消費期限（71・0％）、商品名（52・8％）だ。要するに、消費者の判断基準は品質と値段である。生鮮食品売り場で閉店間際に行う半額セールでは、多少の鮮度の低下という品質上のデメリットと、半額という経済的なメリットが釣り合うという計算が成り立てば、消費者は購入する。

一方、アンケート用紙を配布されて、「あなたは農薬が不安ですか？」と聞かれた時に、消費者の前には購入すべき商品はない。そこで消費者の脳裏に浮かぶのは、世の中にあふれる「農薬は怖い」という危険情報だ。そして、「農薬は怖くないと答えたら、馬鹿にされるのではないか」という思いだ。「人に馬鹿にされないように行動する」こともヒューリスティックの判断の特徴の一つだ。こうして、スーパーマーケットで野菜を買うときには出てこない「農薬への不安」が、アンケート用紙を前にした時にだけ出てくる。これが「聞かれて出てくる不安」だ。

このことはまたアンケートが危険情報についての「知識の調査」であって、必ずしも消費行動に結びつくものではないことを意味する。正しい知識を持つ人、すなわち、厳しい規制により安全性が守られていることを知っている人は、「みんなが危険と言っているから、不安と回答しよう」などとは思わないだろう。

農薬や食品添加物に対する不安の根拠は、それらががんを起こす可能性である。例えば、武庫川女子大学食物栄養学科の学生１３４人に対する調査では、７割以上の学生が「食品添加物には発がん性がある」と答えている。もちろん、これは誤解なのだが、多くの人ががんに対して大きな不安を抱くのは、死に直結する病気という認識があるためだ。医療の発達で多くのがん患者の5年生存率が5割を超えるまでになってきたが、それでもがんが死期を近づける病気であり、生存期間が延びたとはいえ、手術や化学治療の副作用、再発の不安、死の恐怖に直面しながら、残りの人生を過ごしていかなければならない。

がんに対する恐怖感がそれほど大きければ、ほとんどの人ががんの検診を受けることが予測される。ところが、胃、大腸、肺、乳、子宮がんの検診率は30％前後に過ぎない。この矛盾をどのように考えたらいいのだろうか？　日本人の約半分はがんになり、約3割はがんで死ぬ。逆に見れば、半分はがんにならないし、7割はがんで死ぬことはない。だから自分は大丈夫、という「楽観バイアス」が出てくるのだろう。がんの最大の原因が喫煙であることはよく知られているにもかかわらず、喫煙対策が不十分で喫煙率は高く、男性の場合32・4％、20歳から60歳の人の4割も喫煙しているのもそのためだろう。

インターネットですべての情報が手に入る現在、ほとんどすべての人が危険情報についての知識を持ち、アンケートに「不安」と答える。しかし、不安が実際の行動に出る人は少ない。ということは、多くの人が知識の中で不安を感じているのだが、その不安感は、これを回避するための行動に出るほど切実な実感にはなっていないのだろう。

不安社会

この数十年の間に起こった社会の急速で大きな変化が人々に不安を感じさせているという考え方もある。

戦後間もない頃までは多くの人が農村に住んでいた。それは閉鎖的な集団で、大家族が一緒に暮らし、プライバシーがなく、住民の協力が当たり前で、よそ者が入り込みにくく、住民はお互いによく知っているので、家に鍵をかける必要がない社会だった。著者が子ども時代を過ごした信州伊那谷の家も、庭に面した広い廊下と部屋の間には障子があるだけで、よほど寒いとき以外は雨戸を閉めることはなく、夏は障子を開け放して蚊帳の中からホタルを見ながら眠ったことを思い出す。このような社会を山岸俊夫は「安心社会」と呼んでいる。

そんな社会で必要なことは、集団での自分の順位を守り、規律違反は村八分にするなど厳しく罰することで社会を安定させ、よそ者を排除することで不確実性を小さくする。こうして排他的な「安心社会」が出来上がる。著者の両親は東京で見合いをして結婚したのだが、父親の出身地に疎開した母は常によそ者扱いをされ、東京を懐かしがっていた。現代人は十数万年前にアフリカで誕生して以来、つい最近まで、小さな集団を作って狩猟採集生活を続けてきたのだが、集団の結束と安全を守るために、相互監視と厳しい規律を守ってきた。その延長が「安心社会」だったのだ。

１９５０年代初めに著者の一家は信州から東京神田に戻った。信州弁丸出しの著者は江戸っ子の中で苦闘する小学校時代を過ごしたのだが、そのころ始まった科学技術の発達と高度経済成長の中で、安心社会は崩れていった。農薬と農業機材の普及と農作物の品種改良などの結果、農業労働は軽減した。他方、都市では工業化が進み、多くの人手が必要になった。その結果、農村から多くの働き手が都会に出かけて、二次産業や三次産業に従事した。１９５５年には50％だった高校進学率が高度経済成長の中で１９７５年には95％まで急増し、逆に急速に減ってゆく中卒が「金の卵」と呼ばれ、最後まで進学率が低かった東北地方から上京する中卒就労者のために就職列車が運行され、上野駅が活気で溢れていた時代だ。

都会は開放的な社会で、核家族単位で暮らし、近所づきあいは強制されず、プライバシーを保つことができるというメリットがある。その一方で、長年続けてきた大家族の中での暮らしも、緊密な近所づきあいも、精神的にも生活面でも助け合うという人間関係もなくなり、核家族が孤立するという問題も起こった。それは、最近出会ったばかりの、互いによく知らない人たちと付き合わなくてはならない、不確実性が大きい社会だ。このような開放的な社会を山岸俊夫は「信頼社会」と呼んでいる。そこで重要なことは、相手が信頼できるのかを見分ける能力だからである。

こうして、人間が十数万年も続けてきた安心社会は大都市への人口集中とともに終わっていったのだが、新しく生まれた信頼社会の歴史は短く、多くの人間はまだそんな生活に慣れていない。よく知らない人たちの中で、その人が信頼できるのかを見定めることに神経を使い、他人に信頼されるために正直に努力し、時にはそれが裏目に出て裏切られる。そんな生活は精神的なストレスに満ちたものであり、ストレスの蓄積が人々の心に影響を与えてもおかしくはない。

厚生労働省が3年ごとに全国の医療施設に対して行っている「患者調査」によると、1996年には43万人だったうつ病等の気分障害の患者数は、2008年には104万人と12年間で2・4倍に増加した。「患者調査」は、医療機関に受診している患者数の統計データだが、うつ病患者の医療機関への受診率は低く、実際にはこれよりずっと多くの患者がいると推測されている。

もっと恐ろしいデータもある。厚生労働省人口動態統計によれば、1889年には5932人だった自殺者の数は波を描きながらも徐々に増えて、1998年以後は約3万人にもなっている。2006年度の自殺の原因は1位が健康問題で、自殺者の約半数を占める。そして健康問題の約半数がうつ病である。2位は経済・生活問題、3位以下は家庭問題、勤務問題、男女問題、学校問題で、これらは対人関係のストレスが原因と考えられる。自殺に至らなくても、これらの問題で悩みを抱える人やうつ病になる人は多い。

現代の社会は、核家族単位の孤独な社会であり、よく知らない人、すなわち、何を考え、何をするのかよくわからない、「不確実性」が大きい相手と付き合わなくてはいけない社会であり、対人関係のストレスから逃れることができない「不安社会」ということもできよう。

社会の仕組みは大きく変わったが、人間の心がそれほど大きく変わってはいない。人々は相変わらず閉鎖的な「安心グループ」を作ろうとする。その中に閉じこもって、自分たちとは違った考え方をもつグループを批判し、自分たちの正当性を相互確認すれば、ストレスがなくて居心地がいい。原発問題、低線量放射線問題、TPP問題、ヘイト・スピーチ問題、あらゆる問題について、そんな安心グループができている。そして、できれば始皇帝のように気にくわないグループに対して焚書坑儒をしたいと考える人までが出てくる。

しかし、このやり方は対立と憎悪を増すだけで、何の解決にもならない。真の解決は、お互いに安心グループを飛び出して、意見が違う相手と真剣な対話を続け、信頼関係を結ぶことでしか得られない。それは、自己主張だけでなく、相手の意見を聞いて理解するという当たり前の行動が前提である。それができるようになった時に、真の信頼社会が出来上がる。そんな社会はいつになったら実現するのだろうか。

第二章　科学技術の影

先進国が豊かになった原因は科学技術の発達による産業の振興である。産業革命の時代に発達した蒸気機関はガソリンエンジンやモーターに進化して、工業や交通などあらゆる分野に広がった。電気を作り、これを光や熱や動力源として利用する技術がその背景にある。化学物質を合成する技術は、薬品、塗料、農薬、プラスチックなどとして、あらゆる用途に利用されている。

このように、科学技術は我々の生活を便利で豊かにする明るい面がある一方で、化学物質による環境汚染という影の部分もある。そして、そのことが、現代人が持つ不安の原因の一つになっている。この章では、この点について考えてみる。

科学と技術

200万年前、アフリカで暮らしていた初期の人類であるアウストラロピテクスは石器を作り、武器や調理器具などとして利用した。20万年前、人類は火を利用する技術を身に着けて調理や暖房に利用した。調理によって肉のたんぱく質や植物の線維を消化しやすく変化させ、植物が持つ有毒成分を中和することが可能になり、食料の種類は大きく増えて、人間の栄養状態は飛躍的に向上した。そして、そのことが人間の脳の発達に大きな役割を果たした。

頭がよくなった人間は言語と文字を発明し、知識の蓄積は大きく加速した。そして1万年前に農業を始めて狩猟採集生活から定住生活に移行し、集落は次第に大きくなって国家を作り、4500年前にはエジプトのピラミッド、2000年前には中国の万里の長城の建設が始まった。

巨大な建築物を作るために測量技術や数学が発達した。農業を行うためには暦が必要であり、航海をするために方角を知ることが必要になり、そのために天文学が発達して、これらが物理学に育っていった。呪術師に頼るしかなかった病気の治療も、試行錯誤の中で痛みを止める効果がある薬草を見つけるなど、科学的な治療法が発達して、医学が育っていった。古代から金は特別に価値がある金属と考えられ、王侯貴族の権力の象徴や財産として蓄えられた。そこで、鉛や鉄を金に換えようとする錬金術が試みられたが、その技術と経験の中から化学が育っていった。

このように、技術とは、何かの問題を解決して生活を豊かで便利なものにするためという明確な目的を持ったものである。そして、技術を使って作られた製品は人々に利用されるのだが、失敗も少なくない。例えば火を使う暖房器具や照明器具や調理器具は人間の生活を便利で豊かなものにする一方で火災を引き起こした。馬車や自動車や飛行機や船のおかげで人間の行動範囲が広がり、物流がさかんになったのだが、その一方で、これらは多数の死傷者を出している。100％安全な技術などは存在しないのだ。技術の開発の歴史は失敗の歴史であり、人間は失敗に学んで、技術改良を続けてきた。

一方、科学は人間の好奇心を満足するための「学問」であり、「生活を便利にする」といった目的はなかった。科学が生まれたのは技術の誕生からずっと遅れて紀元前6世紀の古代ギリシャ時代だった。その研究の対象は自然や人間を理解すること、倫理や政治について考えることなどだった。

その頃の科学は哲学と呼ばれ、科学をする人は哲学者と呼ばれた。科学者という呼び方が生まれたのは今から百数十年前のことだが、当時、科学をする人は科者と呼ばれることを嫌い、哲学者という名称を好んだという。それは、科学者は「科学を仕事にして、それで生計を立てる人」という意味であり、哲学者は「学問を純粋に愛する人であり、趣味として科学を研究する人」という意味だったからだ。

昔の意味での哲学者はほとんどいなくなり、著者をはじめ多くの研究者は科学者になった。しかし、現在でもなお科学者が得る博士号は英語で Ph.D. すなわち Doctor of Philosophy（哲学博士）であり、そこには哲学者すなわち「学問を愛する人」の精神が残っている。

技術の急速な進歩に比べて科学の発展の歩みは遅かった。その一つの理由は、それまでの世界を支配していたのは呪術や魔術であり、卑弥呼がそうであったように呪術師や魔術師は社会的に大きな権力を持ち、時には国を治める立場に立っていた。人々は人間の力が及ばない神や悪魔の存在を信じ、その怒りを買ってたたりを受けることを恐れていた。ところが科学は人々が信ずる神や悪魔の教えを無視し、神や悪魔の代理人となることで国を治める権利を得ていた為政者と対立した。始皇帝が焚書坑儒を行ったように、いつの時代でも時の支配者に反対する学説は迫害されたのだ。こうして、科学が自由に発展できない時代が長く続いた。これは、その後のキリスト教社会になっても同じで、聖書の教えに反する地動説を唱えたジョルダノ・ブルーノが火炙りになり、やはり地動説を唱えたガリレオ・ガリレイが迫害されたように、宗教が科学を押さえつける歴史が続いた。

その縛りが外れて、科学が自由に発展できる時代が来たのは産業革命以後である。18世紀後半、英国では綿織物の大量生産が始まり、機織り機、紡績機、それを動かす蒸気機関などが発明され、様々な技術が大きく発展した。大工場が作られ、農村から出てきた多くの人がそこで働き、資本家と労働者という二つの階級ができた。産業革命の波は世界中に広がり、明治の初めには日本にもやってきた。

このような動きの中で、技術開発に科学が利用され、科学の成果はすぐに製品開発に利用されるようになった。科学と技術の接近、そして「科学技術」の誕生である。すると、科学を仕事にして、そこから収入を得ることが可能になり、科学を職業とする科学者が誕生して、

「問題解決のための科学」を行うようになった。そして、現在の先進国は新しい科学技術を開発して輸出を増やすことにより、さらに豊かな国の実現をめざして、激しく争っている。

科学の不正

科学技術は人間の多くの夢をかなえてきた。人間の夢は健康と長寿だが、現代の科学技術はかなりの程度までこれらを可能にした。その一つが新薬の開発である。著者が子どものころ、街には胃腸科病院の看板が並んでいた。大都市での生活の中でストレス性胃潰瘍と十二指腸潰瘍で苦しむ人が増え、その治療法は手術しかなかったからだ。ところが胃酸の分泌を止める画期的な新薬が開発され、薬物治療が可能になり、街から胃腸科病院の看板が消えた。新しい薬は人類の福祉に役立つだけでなく、それを開発した企業に莫大な収益をもたらす。そこで出てくるのが、科学の不正である。

２０００年、ある考古学研究者が石器をこっそり発掘現場の土の中に埋めておき、作業が始まった時にそれを掘り起こして「大発見」と称していたことを毎日新聞が報じた。この研究者は次々と石器を発見し、「神の手」と呼ばれたが、それらはすべて自作自演だった。

２０１３年、スイスの大手製薬会社が開発した高血圧症治療薬の臨床研究データに不正があったことが明らかになった。この薬の効果を調べるために、企業は5つの大学に計11億万円余りの研究費を提供して臨床研究が実施され、この薬には脳卒中や狭心症の予防という特別の効果があるという論文を発表した。企業はこの論文を販売宣伝に利用して、この薬の売り上げは年間1000億円を超えていた。しかし、データに不正な操作があったとして、その後、この論文は撤回された。厚生労働省は薬事法違反（誇大広告）の疑いがあるとして、この企業を捜査当局に告発した。

残念ながら、このような事件はまだいくつもある。データをでっちあげたり、書き換えたり、他人のデータを盗んできたりする科学の不正は、科学に対する信頼を失わせる深刻な問題であり、科学者集団である学会が中心になって不正の撲滅に努力している。

科学とは論理である。そして、その論理が間違っていることも珍しくはない。時には不正を働く研究者もいる。にもかかわらず、多くの人が科学を信用しているのは、科学が自分の誤りを正す仕組みを持っているからである。ある科学者が主張する仮説は別の科学者によって「検証」される。そして、もし間違いがあれば訂正され、新しい仮説ができる。そして、それがまた別の科学者により検証され、訂正されるという無限の繰り返しが行われる。だから、間違いや不正は必ず発見され、訂正される。

２０１４年１月、科学雑誌『ネイチャー』に世界を驚かせた論文が発表された。受精卵の細胞は将来どんな組織にでも変化する「万能性」をもっている。そして、一度組織の一部になった細胞は万能性を失い、その組織にしかなれないのだが、この論文は、その細胞をオレンジジュース程度の薄い酸で刺激すると再び万能細胞に戻ると主張し、これをSTAP細胞と名付けたのだ。そんなに簡単に万能細胞が作れるとはだれも思っていなかったし、これが本当なら生物学も医学も大きく進歩する。この研究の中心は若い女性研究者で、理科系女子すなわち「リケジョの星」として一躍時の人になり、ノーベル賞の有力候補とまで持ち上げられた。当然のことながら、この論文が出た直後から世界中の研究者が同じ方法を使って万能細胞作りに取り組んだが、だれも成功しなかった。その上、この論文の内容に多くの疑問点が見つかり、この研究者の勤務先である理化学研究所は、研究に不正行為があったことを認めた。これが科学の世界の「検証」であり、科学の正当性を保証する仕組みである。

逆に言うと、検証、すなわち反論ができない仮説は科学として認められない。例えば「神は5分前に世界を創造した」という仮説は反論ができない。「昨日、あなたと話をしたじゃないか。だから昨日、この世界は存在したんだ」と言っても、「神はそのような記憶を持ったあなたを5分前に創造した」と言われてしまう。「あなたは本当はホモです」と言われて、「そんなバカな、私には妻子もいるし、同性に興味はない」と言っても、「それはあなた自身が気がついていないだけで、あなたの深層心理の中にホモの傾向があるんです」と言われると反論ができない。反論ができない仮説は、最初から科学的な根拠を示していないのだ。そんな仮説を唱える人は「ウソだと思うなら、それを証明しろ」というが、それはルール違反で、証拠を提出するのは仮説を言い出した人の責任なのである。

ところで、一口で「科学」と言っても、その中には4種類がある。

第一は「正しい科学」である。科学は検証の繰り返しによって品質が保証されるのだが、その検証を行う科学者集団が学会であり、学会が品質を保証する科学が「正しい科学」あるいは、単に「科学」と呼ばれる。

第二は「未科学」である。科学は仮説から始まり、その仮説が検証を受けて、その正しさが証明されるのだが、「未科学」はまだ仮説の段階で、検証を受けていないため、「正しい科学」かどうかわからない。たとえば、「ゴマを食べれば若さを保つことができる」という仮説は、だれも検証していない。そもそも「若さ」とは、見かけ、運動能力、内臓機能、知能など多くの項目のどれを指すのか、あるいはすべてなのか、検証していない以上、嘘とも言えないが、本当ともいえない。だからといって、未科学を正しい科学のように見せかけると、後に述べる「ニセ科学」になってしまう。

三番目は「間違い科学」である。知識や経験や技術が不足している研究者は、時々とんでもない間違いを犯す。しかし、本人は「大発見をした」と思い込んで、大喜びで発表する。

しかし、ＳＴＡＰ細胞の例が示すように、それは検証により、すぐに間違いだということが分かる。

他にも、２００５年、ロシアのエルマコヴァという研究者が、遺伝子組み換え大豆を食べさせたラットの子どもの死亡率が高く、成長が遅かったという結果を発表した。これを知った遺伝子組み換え作物に反対する団体がこの研究者を日本に招待して、日本各地で講演会を開き、一部の新聞もこれを取り上げた。ところが他の研究者の検証により、このような結果が出た原因は遺伝子組み換え大豆のためではなく、生の大豆を多量に食べさせて下痢が起こり、栄養障害を起こしたためであることが分かった。

そもそも、このような実験はすでにくり返して行われ、この大豆は安全性に問題がないとして世界的に認可されたものだった。だから、この論文が発表されると、多くの専門家が「これはおかしい」と感じたのだ。この研究者を招待した団体の中にも研究者はいるはずなのだが、科学の基礎知識があればすぐに分かるような間違い科学を取り上げたのは、「遺伝子組み換え作物反対」という大義名分のためには「間違い科学」でも利用しようという意図があったとしか考えられない。

遺伝子組み換え作物には「間違い論文」が多い。２０１２年にはフランスのカーン大学のセラリーニという研究者が、遺伝子組み換えトウモロコシを食べさせたラットでがんが増えたと発表し、欧米のメディアが取り上げて大きな騒動になった。このトウモロコシもまた米国やEU、日本で科学的な評価が行われ、「問題がない」として認可されたものであり、この論文もまたとんでもない「間違い科学」だった。いったんはこの論文を掲載した科学雑誌は、論文の内容を詳細に検討した結果、2013年にこの論文の掲載を取り下げる決定をした。検証すればすぐに間違いが分かるような論文は間違い科学というより「ニセ科学」である可能性もある。

この論文を書いたセラリーニは、「取り下げは遺伝子組み換え作物を販売しているモンサント社の陰謀だ」と反論しているが、科学の議論で負けると陰謀論を持ち出すのがニセ科学の常套手段で、そんな言い訳を真に受ける研究者はいない。ところが、一度世に出た論文が取り下げられても、その事実は社会には伝わりにくい。セラリーニの論文を根拠にして「遺伝子組み換え作物は恐ろしい」と宣伝した映画『世界が食べられなくなる日』や、その他多くの文書はその科学的な根拠を失ったのだから、その事実を公表して訂正すべきなのだが、そのような動きは全くないままに世の中に広がっている。

4番目の「ニセ科学」は、科学でないものを科学に見せかけるという詐欺行為である。例えば、血液型と性格とは何の関係もないことが科学的に証明されているにもかかわらず、関係があるような嘘を書いた本はたくさんある。また、このような誤解が広まっているのは世界中で日本しかない。欧米でも流行しているニセ科学は、生まれたときの星座で性格や運命を占う星座占いで、米国のレーガン大統領夫人がこれを信じていたと言われる。日本物理学会で取り上げたニセ科学の中には、「水からの伝言」という本に書かれた「優しい言葉をかけて凍らせると、きれいな氷の結晶ができる」という嘘や、大企業が商売に利用した「マイナスイオン」の嘘などがある。その他、単なる水を砂糖にしみこませたものを万病に効くと称するホメオパシーなど、商売がらみのニセ科学は枚挙にいとまがない。

医学が発達するまでは、病気やけがは悪霊がもたらすたたりと考えられ、それを避けるために呪術や魔術が行われていた。「医学の父」と呼ばれるヒポクラテスは医療から呪術や魔術を排除して、経験の蓄積に基づく実証的な医療を目指したのがだが、ニセ科学が蔓延している現代を見ると、人間の本質はヒポクラテス以前とあまり変わっていないと思わざるを得ない。

見えないリスク

高度経済成長は科学技術の発達の成果であり、各地に工業地帯が出現し、そこで作られた工業製品を世界に輸出することで外貨を獲得し、豊かな社会が実現した。その一方で、この時期に化学物質による公害事件が次々と発生したのだ。有機水銀による水俣病、大気汚染が原因の四日市喘息、カドミウムによるイタイイタイ病などである。

１９６０年代、著者は大田区に新築された公団住宅の５階に住んでいた。窓から川崎工業地帯の煙突が見える、１ＤＫの快適な部屋だった。ところが、川崎方面から風が吹くと、灰色、黄色、ピンクなどあらゆる色の煙が流れてきて、部屋の畳も壁もベトベトしたヤニがへばりついた。入居して半年もすると、早くも転居する人が出始め、その理由を聞くと、喘息になったということだった。そうこうするうちに、著者自身ものどの痛み、咳、たんなどの症状が出始めた。空気だけではない。生活排水や工場排水の流入で多摩川の水が水道水として使えなくなり、隅田川が魚が住めない死の川になった時代だ。著者はやむなく埼玉県の農村地帯に引っ越したのである。

こうして科学技術に対する大きな期待の中に不安が徐々に入り込み、日本を豊かな国に変えてきた大企業と政府に対する信頼の中に、不信が少しずつ入り込んでいった。

食品の世界では、その安全性に大きな疑問を投げかけたのが英国で１９８６年に発見された牛海綿状脳症、通称ＢＳＥだった。各国政府の対応の悪さが消費者の不安と不信を拡大し、英、独、仏、そして日本でも、食品安全を担当する新しい部署が設置され、食品安全の新しいシステムが動き出した。１９９０年代に米国で始まった遺伝子組み換え作物についても、日本でもヨーロッパでも不安が広がり、反対運動が起こっている。そして、最も大きな不安の種が放射能であり、米国ではスリーマイル島原発事故、ヨーロッパではチェルノブイリ原発事故、そして日本では福島第一原発事故による放射性物質の拡散である。

これらの問題の根源である放射性物質や化学物質や新しいたんぱく質は見ることができず、においや味でも分からない。専門家が科学的な機器を使って初めて測定できる。しかも、それらが危険なのかどうかを判断できるのは専門家だけである。それでは専門家はリスクを正しく判断して私たちに伝えてくれるのだろうか？　チェルノブイリ原発事故が発生した1986年に書かれた「リスク社会」という本の中で、そんな疑問を提示したのがドイツの社会学者ウルリッヒ・ベックである。「人間は正体が分からないものに不安を感じる」と言うフロイトの言葉と基本的に同じ考え方だが、チェルノブイリ原発事故によりヨーロッパ全域に拡散した放射能に対する恐怖感もあって、ベックのこのような基本的な見方には多くの人が賛同し、「二十世紀後半において社会分析の分野で最も影響力のあったヨーロッパでの著作の一つ」とも言われている。

検査と表示

食品中や環境中の微量の化学物質や放射線は目に見えない。科学者も政府も「少量であれば大きなリスクはない」というけれど、それは信用できない。それではどうするのか？

その答えとして出てきたのが「検査」だ。１９８６年に起こったチェルノブイリ原発事故以後、ウクライナ周辺の国では多くの家庭で放射線測定器を備えているという。福島第一原発事故の後、ウクライナ政府から日本政府に放射線サーベイメーター１０００個が寄贈された。一番知りたい自宅の周囲の放射線量は誰も測定してくれない。行政や科学者に頼らず、自分で目に見えない放射線の存在を知りたいという市民の願望をウクライナ政府がよく知っていたからだろう。

実際に、環境と食品の放射線量を測定してほしいという要望は強く、地方自治体や企業は放射線測定器の入手に苦労した。それだけでなく、多くの個人が測定器を購入し、それまではほとんど需要がなかった測定器は売り切れが続出して、ネットで高値がつき、中国やロシアからの輸入品も増えた。測定器は高価で、１台が45万円から１００万円もしていたが、需要の急速な伸びで国内メーカーが増産に転じ、新規に参入する企業も出て、平均単価は10万円台まで下降した。

こうして多くの人が自宅の周囲の検査を始めたのだが、最も大きな問題は、測定機自体の信頼性が低いことだった。2011年9月に国民生活センターが発表した「比較的安価な放射線測定器の性能」と題する調査結果では、10万円以下で販売されていた9種類の測定器のすべてが自然放射線レベルである毎時0・06マイクロシーベルト以下の低線量の放射線を正確に測定する性能がなく、測定するたびに違う値が出てくること、その10分の1以下の放射線量である食品の基準になると、それを超えているかどうかは全く分からない状況だった。

見えない危険を目に見えるようにすることは不安の解消にもつながるのだが、正確な検査ができることと、検査結果の意味についての十分な理解がないと、化学物質でも放射能でも「どれだけあったら危険なのか」という量の議論ではなく、「あるか、ないか」という単純な判断になり、少しでもあれば不安を大きくして、社会的な損害を招く可能性もある。こうして、他の場所より少しでも高い放射線が検出されると不安が大きくなるなど、測定することが不安を大きくするという例も見られた。

見えないリスクを見えるようにするもう一つの方法が食品表示である。表示には、①アレルギー物質、消費期限、保存法など、安全を守るための事項、②原材料、産地、内容量など、商品選択の参考になる事項、そして③健康を増進するためのカロリーや栄養成分の記載がある。リスクの可視化は「アレルギー表示」だが、食品添加物と中国産食品と遺伝子組み換え食品の表示が「安全のため」と誤解されている現状がある。そして、そのような誤解の背景には、食品添加物も中国産食品も遺伝子組み換え食品も、厳しい規制でその安全は十分に守られていることが理解されていないため、これらは危険であるという思い込みがある。これについても後で詳しく述べる。

このような例は、検査も表示も目に見えないリスクを可視化する可能性はあるものの、それが誤解を解消して不安をなくすだけでなく、むしろ誤解と不安を大きくする場合があることを示している。

想定外

２００９年４月、イタリア中部の地震地帯ラクイラで群発地震が発生した。行政の依頼で状況を検討した６名の地震学者は、「群発地震が大地震の予兆とは考えにくい」という結論を出した。ところが、それから間もなく大きな地震が発生して、死者３０９人、負傷者１５００人という大惨事になり、地震学者は過失致死罪で告発された。そして、２０１２年10月にイタリアの裁判所は「地震の予知ができなかった責任は問わないが、安全宣言を出したことは過失にあたる」として、被告全員に禁錮６年の実刑判決と、地震被災者に対する損害賠償の支払いを命じた。

科学雑誌Ｎａｔｕｒｅ ２０１０年６月22日号によれば、地震学者は「群発地震があったからといって大地震が起こるとは考えられないが、この地域は地震地帯なので、大地震が起こる可能性は否定出来ない。万一に備えて建物の耐震性を緊急に調査すべき」と述べていた。ところが、これを受けた政府防災局副長官は記者会見を開いて、「群発地震が地震エネルギーを放出したので、大地震は起こらない」という「安全宣言」を行ったのだ。会議でそのような発言をした地震学者はいなかったし、副長官の発言は科学的に正しいとはいえないものだった。

地震を恐れて避難をしようとしていた住民はこの発表で避難を取りやめ、その１週間後に大地震が発生したのだ。多分、この副長官は「パニックを起こさないこと」を最優先にして、地震学者の会合をそのために利用したのだろう。しかし、副長官がすべきであったことは、「地震は起こらないと思われるけれど、念のために十分に注意して、万一の時の準備をする」ことであった。この件は、明らかに副長官の責任であり、彼は有罪になった。しかし、裁判所は地震学者にも責任を負わせてしまい、そのことが世界の研究者から非難されている。

この出来事は、科学はどこまでリスクの予測ができるのか、そして、科学者はどこまでの責任を負わなくてはいけないのか、という重大な問題を問いかけている。予測については米国のラムズフェルド元国防長官は、その著書の中で、次のように分類している。

第一は、「既知の認識（Known Knowns）」すなわち、「すでに知られていることについて、自分が知っている」という状況である。例えば細菌性食中毒や残留農薬や食品添加物のリスクについては、長い経験の中で、それが起こる確率も、被害の程度もよく分かっている。そして、リスク管理者は、そのことをよく知っている。このようなリスクについては、どうしたら被害を防ぐことができるのかがよく分かっているので、十分なリスク管理策を実施することができる。

第二は、「未知の認識（Known Unknowns）」すなわち、「詳細がよく分からないということを、自分が知っている」という状況である。例えば、気候変動が起こっているだろうということは分かっているけれど、その程度や進行の速度はよく分かっていない。富士山の噴火がいつか起こるだろうということは分かっているが、その時期も大きさもよく分かっていない。このようなリスクについては「予防の措置」をとることでリスク管理を行う。例えば、気候変動については温暖化ガス対策を実施するなどである。しかし、詳細がわからないのだから対策にも限界があり、必要以上に大きな費用をかけることもある一方で、対策の範囲を超える「想定外」の危害もあり得る。

第三は、「未知の非認識（Unknown Unknowns）」すなわち、「誰も知らないことが存在して、そのことをだれも予測していない」という状況である。例えば、米国の同時多発テロを予測した人はいないし、ＢＳＥの発生を予測した人もいない。実際に危害が発生して、初めて、そのようなリスクが存在したことに気がついて驚くという例である。これが本当の「想定外」である。

そんなリスクをナシーム・ニコラス・タレブは「ブラックスワン問題」と呼んでいる。ヨーロッパ人がオーストラリアに行った時、生まれて初めて「黒い白鳥（ブラックスワン）」を見て「悪魔の鳥」、「神のたたり」と恐れたという。予測は過去の知識と経験の蓄積から生まれるのだが、ヨーロッパ人の知識では白鳥は白色が当たり前で、黒い白鳥は予測不能だったのだ。このように存在すること自体を予測できないリスクについては、残念ながら事前の準備は不可能である。リスク管理とは、リスクが顕在化しないように対策をとることだが、それができずにリスクが顕在化してしまった時には、「危機管理」対策を実施するしかない。

第四はラムズフェルドの言葉ではなく、アイルランドの評論家であるオトゥールの言葉を２０１１年12月31日版でニューヨークタイムズが引用して有名になった「既知の無視（Unknown Knowns）」すなわち、「だれでも知っていることを無視している」という状況である。

これは政治の世界ではごく一般的なことである。例えば、国の予算は収入の範囲内で支出を行うべきだったのだが、国は赤字国債という名のサラ金に手を出して借金を重ねてしまった。今や借金総額は１２５５兆円、国民一人当たり１０００万円に迫っている。このまま借金を続けていったら日本の将来はどうなるのか、政治家ならだれでも分かっていた。そして、その解決は節税と増税しかないことも分かっていた。しかし、政治家はこの問題を無視して抜本的な対策も取らなかった。やっとこの問題を真剣に取り上げたのが野田首相で、それを実施しようとしているのが安倍首相である。

福島第一原発事故も、事故のリスクが高いことや、安全対策が必ずしも十分でないことは、検討すれば分かることだったのにそれを行わず、十分な対策を取らなかった結果とも言える。日本が太平洋戦争に突入したときには、超大国である米国を相手にして勝ち目がないことは多くの識者が知っていたことなのだが、軍部により「知らないこと」にされてしまった例もある。

こうしてみると、十分なリスク管理策が可能な例は、一番目の「既知の認識」である。三番目の「ブラックスワン問題」は発生してみないと分からないので最も大きな問題ではあるが、全く分からないことを事前に心配のしようがない。そうなると、一番深刻な問題は「既知の無視」だが、これは政治家に任せるとして、次に深刻なのが「未知の認識」である。

イタリアの地震学者の例のように、リスク評価が１００％詳細で明確な答えを出せるわけではない。対策が難しいのは、起こる確率は極めて小さいけれど、もし起こると大災害になるような事例で、どのようなリスク管理策を実施するのかである。例えば首都直下型大地震、富士山の大爆発、南海トラフ大地震と巨大津波などは、いずれやってくることは確かだが、いつかはわからない。どのような想定を行い、どんな対策を実施するのか、それを決めるのは「社会的合理性」である。

この問題について「トランスサイエンス」という考え方を提唱したのがワインバーグで、1972年に書いた論文の中で、「世の中には科学だけで答えを出すことができる問題と、科学は部分的な答えしか出せないので別の解決法が必要な問題がある」と述べ、「科学に問うことはできるが、科学のみでは答えることのできない問題」を「トランスサイエンス問題」と命名した。「トランス」は「超える」という意味なので、「科学を超える問題」と言うことができる。

そのような例としてワインバーグが挙げたのは、原子力発電所である。多くの安全装置がすべて同時に故障する確率はきわめて低いが、もしそれが起これば大変な被害が出る可能性がある。更に多くの安全装置を付け足せば、それらが同時に故障する確率は更に低くなるが、可能性はゼロではない。それでは、どこまでリスクを低くすれば多くの人が安心するのか。究極の安心は原子力発電所を廃止することだが、そうすべきなのか。その判断は科学にはできないので、別の判断基準で行うべきという主張で、その基準が社会的合理性、すなわち多くの人が納得することだ。

科学以外の判断基準は利害と倫理であり、問題の解決は関係者間の対話による。しかし、利害も倫理も個人差が大きい。自分の利益を覆そうとする相手は許せないが、それでも利害は相対的なものであり、調整は可能である。しかし、自分の倫理は絶対的なものであり、これを否定する相手は非倫理的であり、許すことができない。宗教の対立により多くの戦争が行われているように倫理の調整は困難で、相互理解や合意に達することはほとんどない。原発の再稼働問題も、経済の観点からの議論は着地点があると考えられるが、倫理観を前提にする限り合意は難しいのが現状である。

ところで、原発も自動車も、一度世の中に広まったものを止めることは簡単ではないので、新しい科学技術が社会にもたらす利便さとともに、マイナスの影響についても、あらかじめ総合的に検討し、マイナス面をできるだけ小さくして、その科学技術を社会が受け入れやすくしようという考え方がある。これを「テクノロジー・アセスメント」あるいは「技術の社会影響評価」と呼ぶ。食品添加物や医薬品の安全性に関する発売前の審査は、このような考え方と一致しているが、テクノロジー・アセスメントは安全性の問題に限定されているわけではない。例えば遺伝子診断や代理母問題のように、倫理的な問題も含まれる。

米国では1972年にテクノロジー・アセスメントの専門部局である米国議会技術評価局（OTA）を設置したが、1995年に議会がその予算を削減し、活動が終わった。日本では、テクノロジー・アセスメントの必要性が叫ばれ、一部試行されてはいるが、それを行う行政機関も人材も整備されず、実際に動き出してはいない。その理由の一つは、新しい技術に関する関係者の利害と倫理の調整が極めて困難な作業であり、その決定は政治や経済の動きを制約する可能性が大きいので、「テクノロジー・ハラスメント」になりかねないとして、利害関係者の強い反対があるためである。

賢い利用

現在の安全で豊かな生活を支えている科学技術には影の部分がある。化学物質は量と作用の関係があり、規制値を超える大量の化学物質を自然に放出すれば深刻な環境汚染や温暖化を引き起こす。工業製品の安全性は厳しく審査されているはずだが、「想定外」はいつも存在し、安全性が不十分な工業製品が被害者を出してきた。自動車も福島第一原発事故もその例である。ただし、これらの事例の中には、規制違反やヒューマンエラーなどの人間側の要素も多く、規制のあり方とその遵守の方策の両方を考える必要がある。

環境破壊の原因は、農業や畜産業のために森林を破壊して人工の農地や牧草地を作り、栄養分が豊かな表土を失い、地下水を使い果たしていることである。農業は食糧生産を向上させ、その結果、世界人口が増加した。すると、ますます食糧生産を増やさなくてはならなくなる。生活が豊かになると乳肉卵などの畜産製品の消費が増し、家畜が増え、飼料作物が必要になり、農地の開発のためにさらに自然を破壊する。地球上でもっとも大きな体積を占める動物は牛であり、次が人間だ。そして、世界の温暖化ガスの約2割が牛のゲップと排せつ物からだ。工業化と都市化もエネルギーの消費量を増やし、温暖化を悪化させる。

環境破壊と温暖化の長期的な解決法は人口を減らすしかない。先進国ではすでに人口の増加は止まり、日本では減少しているが、途上国では急増している。しかし、教育を充実して貧困から脱却し、先進国の仲間入りをすれば人口の増加が止まると予測される。そのためにも途上国の科学技術の発展が必須である。また、温暖化対策や環境保護のためにも、例えば工場の排気ガスの中の炭酸ガスを回収して貯蔵するなどの科学技術が必要である。

科学技術と農業を否定して、狩猟採集時代の自然な生活に戻ることができれば、環境破壊も温暖化も解決するだろう。しかし、それは不可能である。著者が疎開した山間の小さな集落には電話も電気も水道もなかった。井戸水を汲み、石油ランプを掃除するのは著者の仕事だった。その後、集落に電気と水道が通じて、生活は一変した。著者は電話も電気も水道もない生活に戻ることは望まない。

その一方で、リスクが大きい場合には、その技術の使用を止めるという判断も重要だが、一度社会に広がったものを止めることは簡単ではない。例えば、米国では銃器による事件や事故の多発の対策として、銃器を簡単に買えないように規制すべきという動きがある。これに対して、政界に強い影響力を持つ圧力団体「全米ライフル協会」は「悪いのは銃器を悪用する人間で、銃器は自己防衛のために必要」という論法で規制に反対し、政府は規制に踏み切っていない。他方、韓国では3兆円産業だったパチンコを2008年に法律で禁止し、ドイツ政府は2030年を予定していた原発の全廃を2020年に早めた。これらの事例は、国民の安全を守るための政府のリスク管理は、リスクの大きさを科学的に評価した結果だけでなく、国民の要望も取り入れる必要があること、あるいは逆に国民の要望が一致していないときでも政府の判断でリスク管理を実施することが重要であることを示している。

科学技術を安全に利用するためには、科学技術が持つリスクを科学技術の力で小さくすることも重要である。例えば、先進国での化学物質のリスク管理は大きく前進し、環境問題は改善した。かつては年間1万人を超える死者を出していた自動車は、自動車自体の改良とともに、道路の安全対策と救急医療の充実により、死者の数を大幅に減らした。70億の人間を支えるにはあまりに小さい地球で人間が生存し続けるためには、リスク管理やテクノロジー・

アセスメントなどの手法を活用しつつ、科学技術の光と影を十分に見極めて、賢く利用するしかない。

第三章　リスク管理

安全を守るためにリスクを減らす作業を「リスク管理」と呼ぶ。その方法は、最初に何がハザードであるのかを明らかにし、そのハザードによる被害がどの程度か、そしてそのハザードに出会う確率がどの程度かを推定する。これをリスク評価と呼ぶ。次に、そのハザードに出会う確率を小さくする方策を決定する。これがリスク管理である。あるリスク管理策を実施すると、別のリスクが大きくなることがあるので、リスク管理には「リスク最適化」と呼ばれる総合的な観点が必須である。ここでは食品を例にとって、リスク管理の方法について述べる。

安全を守る仕組み

食品の安全を守る基本的な仕組みを定めているのは2003年に施行された「食品安全基本法」である。そこにはいくつもの特徴があるが、もっとも重要な点は、第三条に「基本的認識」として「国民の健康の保護が最も重要である」と述べていることである。この法律がBSE問題に端を発する食の安全に対する国民の大きな不安の中から生まれたという事情が、この条文に反映されている。

二番目は第四条の「食品供給行程の各段階における適切な措置」である。食品には、農畜水産物の生産、食品加工、流通、外食産業などの流れがあり、それは国内にとどまらず、海外での工程も含まれる。このフードチェーンあるいは食品供給行程のどこで間違いがあっても、最終製品である食品の安全性に影響が出るおそれがある。従って、食品の安全性を確保するために、食品供給行程の各段階において必要な措置を適切に講じるよう定めている。これはＨＡＣＣＰ（危害分析重要管理点）、すなわち、食品の原料の受け入れから製造・出荷までのすべての工程において、危害の発生を防止するための重要ポイントを継続的に監視・記録する衛生管理手法の考え方にも通ずるものである。

三番目は、リスク管理に関する事項である。第五条「国民の健康への悪影響の未然防止」ではリスク管理措置を決定する際の考え方として、食品の安全性の確保に関する国際的動向、国民の意見、そして科学的知見の3点に基づくこと、そして、そのことによって国民の健康への悪影響が未然に防止されるようにするようにしなくてはならない、としている。

「国際的動向」を条件にしているのは、食品の輸出入を念頭に置いているためである。カロリーベースの食料自給率は39％、生産額ベースの食料自給率は68％しかない日本は、多量の食料を海外から輸入している。そして、輸入食品の安全性は食品衛生法などの法律に基づいて審査し、違反があれば輸入はできない。もし、日本だけが世界各国とは違った基準を採用すれば、食料の輸入も輸出も不可能になる可能性がある。

一例を挙げると、過酢酸、酢酸、過酸化水素などの混合溶液である過酢酸製剤は、安全性が高い殺菌剤として野菜、果物、食肉等の幅広い食品の殺菌剤として世界各国で広く使用されている。ところが、日本では食品添加物として指定されていないことが最近分かった。法律通りに処理をすれば、牛肉や野菜など過酢酸製剤を使った多くの輸入食品が禁止になり、大きな混乱を招くことになる。そこで厚生労働省は過酢酸製剤の食品添加物としての承認を急ぐとともに、これを使用した食品の輸入を止めない措置を取ることで混乱を回避したことがある。このように、一つの規制の違いが国際貿易や我が国の食料確保に大きな影響を及ぼす可能性があるため、日本と世界の基準を近づけて、食料の輸出入に支障が出ないようにすることを食品安全基本法は述べている。

リスク管理の決定に「国民の意見」を取り入れることにしたのは、どのようなリスク管理策を作っても、それが国民に受け入れられなければ、不満や不安が起こるからである。例えば、海外の多くの国で広く栽培され、その安全性は我が国も認めている遺伝子組み換え作物は、反対の声が大きいため国内で商業栽培はされていない。また、食肉処理場におけるBSE検査が2005年にすべての月齢から20カ月齢以上に変更された後、「安心のため」という理由で2013年までの約8年間、全地方自治体により全月齢の全頭検査が続けられた。最近では、食品中の放射能の規制値を大幅に引き下げたが、その際、厚生労働省は「これまでの規制により食品の安全性は確保されているが、より一層の安全と安心を確保するため」と述べ、科学的判断ではなく政治的判断であることを明らかにしている。

食品のリスクは身近な問題だけに政争の具になりやすく、BSE問題を野党各党が政府を非難する材料に使ったこと、放射能問題でも政府が設定した規制値では国民の健康を守れないといった感情的な意見が大勢だったことは記憶に新しいが、それだけに政府も国民の意見あるいは世論の動向を取り入れてリスク管理策を決定せざるを得ない状況にある。

同時に、この条文では「科学的知見」をリスク管理措置の条件にしている。これは、もちろん、食品の安全性を客観的に判断できるのは科学以外にはないからである。その作業を「リスク評価」と呼ぶのだが、この法律では、リスク評価については別の条文を設けている。それが第十一条の「食品健康影響評価の実施」である。そこには「食品健康影響評価は、その時点において到達されている水準の科学的知見に基づいて、客観的かつ中立公正に行われなければならない」と書かれている。

リスク評価を行うためには科学的なデータが必要である。そして、データは国内のものだけでなく、世界中の論文を集める。それでもデータが必ずしも十分な場合ばかりではなく、むしろ、データが不足している場合のほうが多い。データ不足だからといってリスク評価を行わなければ、リスク管理策を決定するための参考材料は国民感情とリスク管理者の主観的な判断しかない。科学的な判断を全く行わないより、たとえ不十分であっても、「その時点において到達されている水準の科学的知見に基づいて」科学的判断を行うことのほうが望ましいという考え方をこの法律は述べている。当然のことながら、研究を進めて新たなデータが出てきた時点で再度リスク評価が行われ、必要であればリスク管理策の再検討が行われる。

もう一つの重要な点は、リスク評価は「客観的かつ中立公正に行われなければならない」という考え方である。言い換えると、「科学だけに基づき、感情や、倫理や、経済や、政治など、科学以外の一切の要素に左右されてはいけない」ということである。これは、科学だけでなく、その他の多くの要素を勘案して行うリスク管理措置と大きく異なる点なのだが、この違いがまだ十分に理解されていない。

さらに、緊急事態が発生して迅速なリスク管理が必要な時には、とりあえずリスク管理策を策定し、その後でリスク評価を行うことも許されている。例えば、福島第一原発事故の直後、食品中の放射性物質について厚生労働省はリスク評価なしに暫定規制値を設定し、その後、食品安全委員会がリスク評価を実施した事例がある。

リスク管理者の交代

今から半世紀前には主婦が食材を自分で調達して自分で調理し、それを家族が食べるという、「地産地消」を実践していた。著者が子どものころは冷蔵庫などはなく、夏場には短時間でご飯もみそ汁も腐敗して、酸っぱい味や甘い味がしたりカビが生えた。このような変化を母親が五感で感じとって、まだ食べられるのかを直感的に判断していた。食品の安全を守るのは主婦の役割だった。

ところが最近はどこの家庭にも冷蔵庫、冷凍庫、そして電子レンジが備えられ、家庭内での調理は冷凍食品やレトルト食品を温めるだけ、あるいは調理された料理をスーパーやコンビニで購入して持ち帰り自宅で温めて食べるといった「中食」が増えてきた。また外食の機会も大きく増え、ここでも多くの冷凍食品が使われている。このような冷凍食品やレトルト食品はもちろん、調理済み食品も、カビが生えたり腐ったりすることはほとんどない。食品の衛生的な製造方法や、殺菌の方法や、冷凍などの長期の保存方法や、優秀な食品添加物の開発など、科学技術の成果である。

しかし、科学技術は使い方を間違えるとリスクが大きい。例えば、化学物質はある量を超えると、量に比例した健康被害が出る可能性がある。問題は、食品に含まれる化学物質の量は微量であり、それがどのくらい入っているのかを見かけや、においや、味では判断できないことだ。こうして、昔ながらの食品の安全を自分の五感で判断する時代は過ぎ去ってしまった。そうなると、食品の安全を守る役割は、家庭の主婦から食品関連事業者に移り、五感による判断から化学分析による測定に移った。

その結果、食品安全基本法第八条に、「食品関連事業者は、その事業活動を行うに当たって、自らが食品の安全性の確保について第一義的責任を有していることを認識して、食品の安全性を確保するために必要な措置を食品供給行程の各段階において適切に講ずる責務を有する」ことが明記された。

民法で損害賠償を請求する場合、原告は被告の過失を立証する必要があるが、それは必ずしも簡単ではない。１９９５年に施行された製造物責任法（通称ＰＬ法）では製造物に欠陥があったときには製造者の過失を証明しなくても損害賠償責任を追及できるようにした。食品安全基本法はこれを一歩推し進めて、安全な食品の供給を事業者の義務にしたことが新しい点である。

食品の安全を守る役割が事業者に代わると、消費者は事業者に安全を守ることを要求する立場に変わった。すると、当然出てくるのは、事業者が本当に安全を守る責任を果たしているのか、という不安である。時折出てくる産地表示や期限表示の中には意図的な犯罪行為もあるが、残留農薬や食品添加物の規制値違反は単なる間違いや規制に対する認識の甘さによるもので、健康に被害を及ぼすようなものは少なくとも最近20～30年間は起こっていない。しかし、事業者の悪意の有無にかかわらず、これが事業者と行政に対する信頼を低下させ、食品の安全性に対する不安を呼んでいる。

冷たい計算

致死性の疫病が発生した惑星の居住者6人に血清を届けるために、小型宇宙船が地球を発進した。ところが船内には、惑星にいる兄に会うために密航した少女がいた。燃料は最小限しかなく、このままでは重量オーバーのため逆噴射をしても惑星に激突してしまう。パイロットに選択の余地はなかった。

これは、トム・ゴドウィンの『冷たい方程式』という短い小説のあらすじだ。6人の命を救うためには、1人を犠牲にしなくてはならない。1人の犠牲をためらえば、6人が死ぬ。タイタニック号が沈没した時には、救命ボートの数が決定的に不足していた。誰を助けて、誰を犠牲にするのか。リスク管理や危機管理の現場では、実際に、そんな究極の選択が迫られることがある。

２０１３年、アルジェリア・イナメナス付近の天然ガス精製プラントにテロリストが侵入して、多数の人質を拘束した。アルジェリア政府はテロリストとの交渉を拒み、武力制圧を敢行した。テロリストと交渉すればテロが続発し、もっと多くの犠牲者が出る恐れがある。それを防ぐために多少の犠牲はやむを得ない。そんなアルジェリア政府の計算の結果、日本人10名を含む多数の人質が殺害された。

これと対照的な出来事は、１９７７年にバングラデシュのダッカで発生した日航機ハイジャック事件だった。ハイジャック犯の要求は乗客の身代金を支払うことと、日本で拘留中のテロリストの釈放だった。このときの福田赳夫内閣総理大臣は「人命は地球より重い」と述べて、要求をすべて受け入れた。日本人の感情として「人質を犠牲にしてでも、テロに屈しない」という選択はなく、政府自身の大きな危機を救うためのリスク管理策でもあった。

リスク管理が難しい例を紹介したが、リスク管理には4つの方法がある。「リスク保有」、「リスク転移」、「リスク回避」、そして「リスク最適化」である。

「リスク保有」とは、特別のリスク管理を行わないことで、損害が小さいとき、あるいはそれが起こる確率が小さいとき、すなわちリスクが小さい時の選択肢である。例えば、携帯電話を壊した時のための保険があるが、そんなことは起こらないだろうと予測して保険には入らない。こんな時、リスクは「保有」される。

しかし、もし保険に加入しておけば、万一の時の損害は保険会社が保証してくれる。自分から保険会社にリスクが「転移」されたのである。ただし、保険料は負担しなくてはならない。そもそも携帯を使う機会はほとんどないし、それなのに携帯を壊すようなリスクに出会うのはいやだ。そういう人は、携帯を持たなければいい。これがリスクの「回避」だ。

保険に加入する人がそれほど多くないのは、保険料が高いと感じるからだろう。携帯を壊した時に支払う修理代と比較すれば保険料は安いけれど、壊さなければ払い損になる。それならストラップで携帯を衣服に止めておけば、落として壊すリスクは小さくなる。それに、ストラップ代は保険料よりずっと安い。このように、費用と効果の計算をして、納得できる程度までリスクを減らして、費用を小さくする方法を、リスクの「最適化」とよぶ。

リスク管理を行うときには、1つのリスクだけに目を奪われないことが重要である。数あるリスクの大きさに応じた対策費を使うために、それぞれのリスクの大きさを比較したうえで、あるリスクが別のリスクを大きくしないように、総合的に管理することも「リスク最適化」である。

例えば、交通事故で毎年何千人もの人が命を失っている。自動車のリスクを小さくして、犠牲者をゼロにする方法、すなわち「リスク回避」は、自動車の全面禁止である。しかし、その結果、社会は大混乱に陥ることは明らかであり、それは不可能である。だから、歩道の整備、信号の設置、エアバッグの装備、速度制限などの総合的な対策により、少しでも犠牲者を少なくし、犠牲者には保険で補償するという「リスク最適化」が実施されている。

さらに、自動車事故の被害者が多いからと言って、限られた対策費の全てを自動車事故対策に使い果たすわけにはいかない。社会には犯罪や病気や失業など、税金を使ってリスク管理をしなくてはいけないリスクが多数存在する。税金を公平・公正に使用するためには、多くのリスクを客観的に比較して、自動車事故以外のリスクに対しても、被害者数や被害額が大きさに応じた対策をとることが必要である。

「リスク最適化」をどのように考えるのかという問題で有名になったのが米国の「フォード・ピント事件」である。１９７１年にフォード社が発売した小型車「ピント」は低価格でスタイルも性能もいい車として人気になり、著者が米国で暮らしていた時の友人もピントに乗っていた。ところが、１９７２年、高速道路でエンストしたピントに後続車が追突し、ピントは炎上して運転者が死亡、同乗者が重傷を負った。燃料タンクを車両後部に配置したため、追突によってタンクが破損してガソリンが漏れ出して、発火したためだった。事故を調査した米国運輸省は１９７３年にフォード社に燃料タンクを強化するなどの改善を提案した。しかしフォード社は費用対効果の計算を理由に、これを拒否した。

フォード社の計算によれば、燃料タンクの補強などにかかる経費は1台あたり11ドル、改善が必要なピントは1250万台なので、費用は合計1億3700万ドルになる。

一方、米国では毎年多数の事故が起こり、多くの人命が失われているが、ピントの燃料タンクの補強をすることで減らすことができる死傷者数はその一部である。その数を試算すると、車両事故は2100台減少し、死者は180人の減少、重傷者は180人の減少になる。その被害額は車両事故1台分0・07万ドル、死者1人分20万ドル、重傷者1人分6・7万ドルなので、対策による被害の減少は4950万ドルになる。

1億3700万ドルの経費をかけても被害額の減少は4950万ドルに過ぎず、対策は過剰な経費をかけることになる。事故が起こったら、補償費を払ったほうが安い。これがフォード社の言い分だった。

この件は裁判になり、裁判所は「この計算は人権無視で、悪意がある」として、賠償280万ドル、懲罰賠償1億2500万ドルが課され、ピントはリコールされ、安全対策が追加された。著者の友人が乗っていたのは、対策後のピントだった。

世界中で自動車事故が発生し、多数の死傷者が出ているが、すべての国で自動車を受け入れて、ある程度の死傷者が出ることを許容している。そんな中で、なぜピントが大きく取り上げられたのだろうか？　ピントが他の車種と同程度のリスクを持つ車なら問題にはされなかっただろう。しかし、ピントの燃料タンクは追突されたときに壊れてガソリンが漏れやすいという、他の車にはないリスクがあった。それは少数であっても確実に犠牲者を出す可能性があった。これは倫理の問題、あるいは製造者責任の問題として取り扱われ、費用対効果の考え方は否定される。

リスク最適化の例をもう一つ挙げよう。米厚生省は、喫煙は肺がんだけでなく、糖尿病、肝臓がん、大腸がん、関節リウマチ、男性機能不全などの原因にもなるとして、これらの疾患で年間約50万人が死亡、約1600万人が健康を損ね、それによって毎年約30兆円の経済損失が生じていると発表した。日本でもタバコの経済的損失は5兆6千億円にもなるという試算がある。一方、タバコには経済的なメリットもある。それはタバコ税2兆8千億円である。これにタバコ農家やタバコ産業の利益を加えても損失の方が大きく、タバコは社会に大きなマイナスをもたらす。

ところが、実はここには入っていない計算がある。それは、喫煙者ががんや呼吸器系の疾患にかかるため、寿命が短いことである。すると、喫煙者が受け取る老人医療費も年金も介護費用も、総計としては少なくなる。このような喫煙者の早期死亡による社会的経費の減少は5兆円にもなると試算される。従って、経済的には禁煙の理由はほとんどない。増大する一方の福祉関係の費用を削減することが求められているが、喫煙者を増やすことがその解決策の一つであり、厚生労省が禁煙運動に熱心なのにくらべて、財務省が冷淡なのは、費用対効果の計算をすると喫煙を奨励すべきという結果になるためだ。これがブラックユーモアにすぎないのは、ピントの裁判と同様に、人命の問題だからだ。

冗談はさておき、人間は「愚行権」という権利を持っている。他人から見ると非合理的でばかばかしい行為でも、他人に迷惑をかけないのであれば、それを行う権利があるという考えだ。身体に悪いことを知りながら喫煙を続けることは、非喫煙者から見れば愚かな行為だが、他人に迷惑をかけない限り、「愚行権」の範囲内である。最大の問題は「タバコ嫌いの人」に対する配慮で、食堂や飲み屋で喫煙者が平気でタバコを吸い、非喫煙者はその苦痛を我慢させられるという不公平な状況は早急に改善すべきである。

理想と現実

リスク管理の考え方として、ＡＬＡＰとＡＬＡＲＡという2つの考え方がある。ＡＬＡＰはAs Low As Practicableの略で、国際放射線防護委員会（ＩＣＲＰ）が１９５８年勧告で示した放射線防護の基本的考えであり、「あらゆる被ばく線量を実行可能な限り低く保ち、不必要な被ばくは全て避けるようにする。」という「リスク回避」に近い考え方である。

しかし、１９７７年には、より現実的なＡＬＡＲＡに考え方が変わってきた。これはAs

Low As Reasonably Achievable の略で、「すべての被ばくは社会的、経済的要因を考慮に入れながら合理的に達成可能な限り低く抑えるべきである」という「リスク最適化」の考え方を基本にして被ばく線量を制限するリスク管理である。

食品の安全対策についても同様の2つの考え方がある。関係者の一方である消費者は、「食品は毎日口にするものだから、そのリスクは出来る限り小さくすべきであり、とくに危険な化学物質や放射性物質の混入はゼロにすべき」という「リスク回避」を主張する。これを絶対安全論あるいはゼロリスク論とも呼び、多くの人が賛同する理想論である。

関係者のもう一方である事業者は、「食品のリスクは出来ればゼロにしたいけれど、技術的に、あるいは費用面で現実的ではない場合もあるので、科学的な根拠に基づいて、健康に被害を与えないレベルまでリスクを下げることでよしとすべき」という「リスク最適化」を主張する。これは実質安全論あるいは現実論ともよばれる。

しかし、現実論の評判は悪い。それは、「化学物質は危険」という先入観だけでなく、「リスク最適化」は「不十分な規制」と誤解され、これは事業者のメリットになるけれど、消費者はリスクだけを負わされるという不公平感を生むためである。

いくら評判が悪くても、リスク管理は「費用対効果の計算」によるリスク最適化を行って、最も有効で現実的な管理策をとる必要がある。6人の命を救うために1人の命を犠牲にするという計算、社会的な利益のために交通事故により死傷者が出ることを容認しようという判断、すべて費用対効果の計算がもたらしたリスク最適化の回答である。しかし、このような計算は多くの人の理解を得られないことが多い。

消費者自身が食品のリスク管理を行っていた半世紀以上前には、かなり大きなリスクを許容していた。例えば、冷蔵庫も食品添加物もない時代には食品にカビが生えるのは当たり前だったが、そのようなときにはカビの部分だけを取り除いて残りの部分を食用にした。魚や肉は多少臭いが出ていても、十分に加熱して食用にした。

豊かな社会が実現し、科学技術が発達する中で、食品安全の考え方は現実論から理想論に傾いていった。そして、ときには行き過ぎもあった。たとえば、１９５８年に制定された米国食品医薬品化粧品法の「デラニー条項」は発がん性物質の食品への混入を禁止した画期的な条文だったが、その後、分析法が発達すると、すべての食品中に多種類のごく微量の発がん性物質が含まれていることが分かってきた。だからといって、すべての食品を廃棄することは不可能である。また、これらの微量な物質ががんを引き起こすとは考えられないこと、従ってデラニー条項ががんを減らす可能性がないことなどが明らかになり、１９９６年に法律が改正された。

理想論と現実論が矛盾したまま共存する例もある。硝酸塩は通常摂取する程度の量では人体に悪影響はないが、体内で還元され亜硝酸塩に変化すると、メトヘモグロビン血症や発ガン性物質であるニトロソ化合物の生成に関与する可能性が指摘されている。このため、食品衛生法で食品添加物としての規制値が決められている。それは、チーズでは原料乳1リットル当たり0・20g／kg、清酒では1リットル当たり0・1g／kg、食肉製品や鯨肉ベーコンでは0・07g／kg（亜硝酸根としての最大残存量）である。

他方、葉物野菜には硝酸塩が含まれている。その量はホウレン草で3・5g／kg、サラダ菜で5・3g／kg、春菊で4・4g／kgなどである。従って、食品添加物基準を野菜に適用すれば、これらの野菜はすべて回収、廃棄になる。しかし、野菜の硝酸塩は食品添加物由来ではないので、禁止になってはいないし、食品添加物としての亜硝酸塩の使用に反対する人たちも野菜の禁止を訴えてはいない。その背景には、野菜が含む硝酸塩は自然の物質だから安全で、食肉中の亜硝酸塩は人工の食品添加物だから危険、という誤解もある。

食品添加物や残留農薬などの化学物質に不安を持つ人は、無添加食品や無農薬野菜を求める。しかし、無農薬野菜や果物には多くの化学物質が含まれ、その中には発がん性物質も多いことが知られている。食品中の放射性セシウムはゼロでなくてはいけないという意見もよく聞くが、野菜、果物、肉、魚など、あらゆる食品に含まれているカリウムの0・01％は放射性カリウム40である。そして、カリウム40は通常の食事1kg当たり10から数十ベクレル（B q）程度含まれている。

1999年に花王から発売された「健康エコナクッキングオイル」は食用油として初めての特定保健用食品（トクホ）だったが、そこに含まれるグリシドール脂肪酸エステルが他の食用油よりずっと多いこと、この物質が体内で分解されるとグリシドールができる可能性があること、グリシドールは発がん性が疑われていることなどの理由で、消費者団体がトクホの取り消しを求める運動を展開し、新聞がこの問題を取り上げ、当時の消費者担当大臣がこの問題に緊急に対応する方針を表明、花王はトクホの取り下げに追い込まれた。

その後、エコナを食べても体内のグリシドールが増えないことが証明され、またエコナのグリシドール脂肪酸エステルを他の食用油程度に抑える製造法も確立されたのだが、「少しでも疑いがあれば許さない」という「リスク回避」の理想論が、科学的には問題がない人気商品を抹殺してしまった。

不思議なことに、グリシドール脂肪酸エステルを含む他の食用油は全く問題にされていない。これはトクホであるエコナが他の食品より高い安全性が必要という論理のようであるが、トクホもそれ以外の食品も食品衛生法により同等の安全性を求められていることは言うまでもない。だれかが「リスクがあるかもしれない」と言っただけで、科学的な根拠がなくても人気商品の販売を止めさせようとすることが横行したら、あらゆる商品を販売禁止にすることが可能になり、社会は大混乱になるだろう。このようなことが二度と起こらないことと、エコナの一日も早い名誉回復を望むばかりである。

食品添加物、農薬、遺伝子組み換え食品は消費者アンケートで常に不安が表明される物質だが、その不安の背景には、「これらの物質は危険」という誤解と、「食品はゼロリスクであってほしい」という願望がある。しかし、食品のリスク管理は理想論ではなく現実論に基づいて行わなくてはならない。その2つの意見の対立により、日本では遺伝子組み換え作物の商業栽培は行われず、無添加や無農薬を看板にする商品が巷にあふれている。

現実論と理想論の深刻な争いの例がワクチン問題である。現在はジフテリア、百日せき、子宮頸がんなどについては地方自治体が費用を負担して定期接種を行い、本人には努力義務を課している。かつて接種は「罰則付きの接種の義務付け」だったが、1976年に「罰則なしの義務接種」に変わり、1994年にはさらに「努力義務規定」に変わり、接種率は下がっている。

子宮頸がんについては、厚生労働省によれば患者数は年間1万人程度、死亡者は年間3000人程度であり、ワクチンは子宮頸がんの6~7割に有効と言われるので、年間で約5000人のがんを予防し、約1500人の命を救う計算になる。ところが、2009年12月の接種開始から2013年3月末までの間に、子宮頸がんワクチンにより発熱や失神といった副作用が１９６８件報告され、そのうち全身の痛みなど重篤なケースが１０６件あった。重篤な副作用は接種百万回当たり約12・3件であり、これはインフルエンザワクチンの０・９件や不活化ポリオワクチンの２・１件よりは高いが、日本脳炎ワクチンの26・０件より低い。副作用情報を見て厚生労働省は各都道府県知事に、国民に適切な情報提供ができるまでの間、定期接種を積極的に勧奨すべきではないと通知し、接種は一気に減少した。

ワクチンには必ず副作用がある。そして、副作用が出た少数の人は、それが誰なのかがはっきり分かる一方で、ワクチンの効果で病気にならなかった大多数の人は、それが誰なのかわからない。だから、副作用が出た人は「ワクチン反対」を訴えることができるが、ワクチンの利益を受けた人が「私はワクチンで助かった」と訴えることはできない。こうしてワクチン反対運動は多いが、賛成運動はほとんどない状況の中で、いくつものワクチンが「義務接種」から「任意接種」に変わり、接種する人は激減したのだ。

ワクチンを接種しなければ、感染症は人から人に感染し、集団感染になってしまう。一方、すべての人がワクチンを接種すれば、感染症にかかる人はいなくなる。全てではなくても大多数の人がワクチンを接種すれば、感染はワクチンを接種していない少数の人だけにとどまり、集団感染は起こらない。

感染症である風疹については、１９８８年からワクチンの定期接種が始まったが、副作用のため1995年から努力義務となり、接種する人が減ってしまった。そのために2012年から風疹の流行が始まり、妊婦が感染して胎児に障害が出ている。日本では麻疹《はしか》のワクチン接種も減っているが、米国ではワクチン接種を徹底することによって麻疹をほぼ根絶することができた。その米国では、日本人が麻疹を米国に持ち込んでいるという非難の声がある。

ワクチン接種の問題点は副作用だけではない。多くの人がワクチンを接種していると集団感染にはならないので、ワクチンを接種していない人も同様に守られる。しかし、副作用は接種した人にしか出ない。そうすると、接種しないほうがリスクが小さいから、ワクチンは止めておこうという人が出てくる。これを「タダ乗り」という。多数の人がタダ乗りをすると全体の接種率が落ちて、集団感染が起こる。タダ乗りをなくすことがワクチンの効果を高めることなのだが、有効な対策は義務接種しかない。

一般論として、被害者の声はいつも大きい。その声に配慮して接種をやめると、多くの人に被害を生ずる。これが「ワクチンの悲劇」である。「リスク最適化」の現実論から言えば、多数の人の命を救うために少数の被害者が出ることを許容し、被害は国家賠償で補償すべきという考え方になる。しかし、実際に被害にあって後遺症が残った人や、死亡した人の家族にとっては、そのようなワクチンは禁止すべきという感情を持つことも当然である。

「人命は地球より重い」。そんな理想論を述べるのは簡単だが、現実の世界ではそれを実現することは極めて難しい。最後まで全員が助かる道を模索すべきだが、その方法が見つからないときには、6人の命を救うために1人を犠牲にしなくてはならないことがある。そんな「冷たい方程式」が必要な分野がワクチンなのだが、国がワクチンの義務接種を止めたのはその恩恵を受ける不特定多数の人が声を出さないからであり、少しでも反対があれば引っ込むというポピュリズムの政治のためだ。その犠牲になるのは、ワクチンさえ打っていれば助かったはずの命である。

難解な仕組み

化学物質の安全を守る仕組みの原理は簡単だ。「大量なら毒性が高いが、微量なら毒性はない」という「量と作用の関係」を利用して、健康に被害がないところまで量を下げることである。ところが、実際の方法はかなりわかりにくい。

具体的には、ある化学物質について、実験動物を使って、何の有害作用もない「無毒性量」を推定する。そして、これに安全性を考慮した「安全係数」を掛けて、「一日摂取許容量」を求める。安全係数は、通常は、ヒトと実験動物の種差を10、ヒトの間での個体差を10として、これらを掛け合わせた100を使う。例えば無毒性量が1㎎の場合には、その100分の1の0・01㎎が一日摂取許容量になる。

一日摂取許容量は「ヒトがその化学物質を一生涯にわたって毎日摂取し続けても健康への悪影響がないと推定される1日当たりの摂取量」である。化学物質が細胞に作用するためには、細胞に結合することが必要なのだが、結合するためにはある程度の量が必要であり、それより少ないと結合できず、したがって細胞に何の作用も持たない。そのような限界値を「しきい値」というのだが、一日摂取許容量はヒトでのしきい値と一致すると考えられる。ここまでが内閣府食品安全委員会の仕事であり、一日摂取許容量は厚生労働省に通知される。

厚生労働省は、その化学物質を食品添加物として使用するすべての食品を国民が食べる量を調査する。そして、それらの食品すべてを同時に食べても、その化学物質が一日摂取許容量の80％を超えないように、食品ごとに使用量を決めて、使用基準を設定する。従って、食品ごとの規制値は一日摂取許容量をはるかに下回る値であり、だから、私たちが実際に食べる食品添加物の量は一日摂取許容量よりずっと少ない。残留農薬も全く同じ方法で規制値が決められている。

例えば、ハクサイとキャベツのコナガという害虫を駆除するために使うメタフルミゾンという農薬がある。その一日摂取許容量は0・12㎎／kg体重／日、すなわち体重50kgの人では1日に6㎎以下である。そして、残留規制値はハクサイでは10ｐｐｍ（1ｐｐｍ＝0・

０００１％）、キャベツでは５ｐｐｍに決められている。国民健康栄養調査の結果から日本人が食べるハクサイとキャベツの量は０・０２９４kgと０・０２２８kgなので、そこに含まれるメタフルミゾンは、規制値いっぱいの量が付着しているとして、10ｐｐｍ×０・０２９４kg＝０・２９４mg、キャベツに残留するメタフルミゾンは５ｐｐｍ×０・０２２８kg＝０・１１４mg、合計で０・４０８mgになる。これは一日摂取許容量の６・４％に当たる。もし、ハクサイに残留規制値の20倍のメタフルミゾンが付着していても、その量は一日摂取許容量に達しない。

このように、基準は非常に厳しい。その理由は、人間が間違いを起こす動物だからである。間違いの対策は二つある。最初の対策は間違いを防止することであり、そのために、作業員の教育と訓練、マニュアルの作成、現場での指導員によるダブルチェックなど、多くの方策が取られている。二番目の対策は、もし間違いが起こってもその被害を最小限に抑えることである。そして、規制が厳しいのはそのためである。

国産食品でも輸入食品でも、規制値を超える違反が、１％以下ではあるが、見つかっている。すると、食品衛生法の規定により、違反食品は回収・廃棄になる。規制値を超えた食品は危険であるような報道が行われるが、危険かどうかの判断基準は一日摂取許容量を超えるかどうかであり、これまで見つかった違反食品で一日摂取許容量を超えるような重大な違反は見つかっていないし、実際に健康被害も出ていない。回収・廃棄はあくまで行政上の処置であり、危険だから回収するのではないことが理解されていない。

化学物質の安全性試験は、実験動物の一生、あるいは親に与えた化学物質が子どもに影響するのかを観察することしかやっていないので、孫やひ孫の代になって恐ろしい作用が出るかもしれない。そんな心配をする人もいる。実際に、実験動物の親に与えた化学物質が、親だけでなく、胎児にも悪影響を与えることがある。例えば、喫煙やアルコール、水俣病の有機水銀中毒、睡眠薬のサリドマイドによる奇形などである。しかし、そのような作用は、現在行われている実験動物の親子2代の観察で発見できる。また、このような作用は化学物質が存在しなければ起こらないので、親が化学物質を摂取すれば子どもに悪影響が出るが、その子どもから生まれた孫に影響が出ることはない。

親に与えた化学物質が親の遺伝子に傷をつけたり、遺伝子の働きを変えたり、がんを引き起こしたり、子どもに奇形を引き起こすことがある。これは、遺伝子の検査と、親子2代の観察で発見できる。そのような作用に「しきい値」がないという説と、あるという説があり、その論争に決着がついていないが、リスク管理はできる限り安全側の措置を取るという配慮を行うべきことから、「しきい値なし仮説」が採用されている。しきい値がないということは、その化学物質の量をゼロにしなければ安全は保てないということである。だから、このような遺伝子に悪影響を与える化学物質は農薬としても食品添加物としても禁止されている。

「化学物質や放射性物質などの少しでも危険なものは全面禁止にしたらいい。」そんな声がある。確かに、それが可能であれば、食品の安全を保つ方法はとても簡単で分かりやすいものになるだろう。実際に発がん性の化学物質は食品添加物や農薬として使用を禁止する規制が行われている。しかし、それ以外の化学物質についてはそれは不可能である。野菜や果物には天然の化学物質が多量に含まれ、その中には発がん性化学物質もある。カリウム40や炭素14などの天然の放射性物質も入っている。これらをゼロにはできない。リスク管理とは、「量と作用の関係」に基づいて、どの程度の量なら安全なのか、あるいは、どの程度のリスクなら多くの人が受け入れるのかを決める、極めて難しい作業である。

危機管理

リスク管理は、事前の対策を行うことで被害を防ぐことが目的だが、それにもかかわらず、被害が発生してしまうことがある。そのときには、損害の程度をなるべく小さくする対策が必要である。それを「危機管理」と呼ぶ。

危機管理の失敗例として有名なものが雪印乳業食中毒事件である。２０００年6月27日、雪印乳業大阪工場が製造した低脂肪乳で嘔吐や下痢などの症状の訴えがあり、28日に大阪市は回収と公表を指導し、29日に雪印乳業が事件を公表した。食中毒の防止は時間との戦いであり、問題の製品を少しでも早く回収すれば被害者を減らすことができる。しかし、食中毒の報告があった27日から29日の発表の間に患者は増えて、最終的には被害者1万4780人という大きな集団食中毒事件になった。

この失敗に輪をかけたのが7月1日に行われた会社側の記者会見だった。ほとんど情報を持っていない社長が出席したが明確な回答ができず、会見時間の延長を求める報道陣に社長は「では後10分」と答え、なぜ時間を限るのか聞かれると、「わたしは寝ていないんだよ」と発言した。この不用意な一言が全国に放映され、被害者を一人でも少なくしようという会社の決意が見られなかったことから、さらに厳しい反発を生んだ。この事件をきっかけにして雪印乳業を中心とする雪印グループは解体になった。

もう一つの失敗例は最近の出来事である。2013年11月13日、アクリフーズ群馬工場製の冷凍食品を食べた消費者から「石油のような臭いがする」と苦情が寄せられた。同社が調査の結果、1カ月半後の12月27日に冷凍食品から高濃度の農薬マラチオンが検出され、29日に事件を公表して640万パックの冷凍食品の回収を始めた。同社は「体重20キロの子どもが一度に60個のコロッケを食べないと毒性が発症しない」と説明していたが、これはマラチオンの半数致死量をもとにして計算したものだった。しかし、厚生労働省の指導で、「24時間以内に摂取した物質が健康影響を示さない量」である急性参照用量で計算し直して、31日に「子どもなら8分の1個食べると健康に影響する恐れがある」と訂正した。発表から半月後までに回収された約300万パックのうち、異臭が確認できたのは5パックだった。そして冷凍食品に農薬を混入した容疑で同社の従業員が2014年1月に逮捕された。全国で約2500人が体調不良を訴えたが重症の症例はなく、マラチオンとの関連は調査中である。

この事件の問題点は、「危機意識の欠如」である。「異臭がする」などのクレームは少なくないが、もし異臭が確認されたら「最悪の事態」すなわち被害者の発生を想定して、1日も早い原因の特定と商品の回収が必要だった。もし毒性の高い物質の混入であれば、多くの被害者を出し、社会は混乱していた可能性がある。

「犯罪事件」と書いたが、これは「テロ事件」と言うべきである。テロとは、自分の主義・主張のため、不特定多数に損害を与えて、社会を混乱させる行為である。そして、今回の事件も、かつての中国産冷凍ギョウザ事件も、「食品テロ」と言ってもおかしくない。しかし、企業は外部からの侵入は想定していたが、内部の従業員による「食品テロが起こりうる」という想定が全くなかったように見える。

繰り返して書くが、危機管理の最大の目的は「被害者を一人でも少なくする」ことである。

問題の商品の一日も早い完全な回収を行うとともに、消費者に厳重な注意を促し、少しでもおかしい商品は口にしないこと、そしておかしい商品はすぐに届けることが重要である。

食品を使ったテロの防止対策を食品防御（フードデフェンス）と呼び、食品安全（フードセイフティー）とは違った考え方で行われる。食品安全は関係者全員が食品の安全を守る努力を行っているという性善説に基づき、ヒューマンエラーや偶発事故を避ける対策を行う。一方、食品防御は食品を使って社会的混乱を起こそうとするテロリストとの戦いであり、性悪説に基づいて行う。食品に毒物を混入する場所は、原材料段階から加工、運搬、貯蔵、小売りのどこでも可能であり、混入する毒物は化学物質、放射性物質、病原細菌、ウイルスなど、多くの可能性がある。そして、アクリフーズ事件も中国産冷凍ギョウザ事件も、テロリストが簡単に毒物を混入できることを示している。米国の同時多発テロの後、世界中の空港で保安検査が始まり、その膨大な費用は空港使用料などの形で乗客が負担しているが、それでテロが少しでも防止できるのであれば止めるわけにはいかない。同様に、食品防衛にも至急取り組む必要がある。しかし、根本的な対策は貧しい国の教育水準を上げることで世界の貧困と差別をなくし、テロリストが生まれないようにするしかない。

本当のリスク

多くの人が不安に思っている残留農薬、食品添加物、遺伝子組み換え食品、そして放射能については厳しいリスク管理が行われているため健康被害は出ていない。それでは、食品の本当のリスク、すなわち、実際に多くの被害者が出ているリスクはなんだろうか？

食品関係で最も大きなリスクは食中毒菌である。厚生労働省の統計によれば、戦後の混乱期には毎年数百人、年によっては１０００人を超える人が食中毒により死亡していた。これは死亡原因が食中毒と特定されたものだけであり、実際にはこの何倍もの人が亡くなっていたと考えられる。しかし、戦後の経済成長とともに死者の数は急速に減り、現在は年間10名内外。主な死亡の原因はフグや毒キノコと、Ｏ１５７などの食中毒菌である。

一方、食中毒患者数は戦後から現在まで毎年約3万人で、まったく減っていない。しかも、食中毒患者数は、医療機関から保健所に届出があったものだけである。「体調が悪いけれど、昨夜の飲み会で食べたカキに当たったたのかな」と思って病院に行っても、医師にはそれが食中毒かどうかの判断が難しい。だから保健所には届けない。同じ店で飲食をした多くの人が同じ症状で来院して、初めて食中毒と判断して、届け出る。要するに、毎年3万人という数は届け出があった集団食中毒患者の数だけである。それでは実際の食中毒患者はどのくらいいるのだろうか。その数を推定するために行われたのが、厚生労働省の「食中毒調査の精度向上のための手法等に関する調査研究」である。

これによれば、カンピロバクターによる食中毒患者数は350万人。サルモネラによる食中毒患者数は72万人、腸炎ビブリオによる食中毒患者数は6万人、これだけで年間約430万人である。日本の人口が1億2000万人なので、日本人の28人に1人が、年1回は食中毒になっていることになる。もちろん、そのほとんどが1日から2、3日で全快する程度の軽いものだが、なかには腸管出血性大腸菌O157の食中毒のように、入院するほど重篤なものもある。

食品以外のリスクに目を向けると、忘れてはいけないリスクが2012年の日本人の死亡原因第9位である慢性閉塞性肺疾患、略してCOPDである。死亡原因第1位のがんの原因の約30%は喫煙であり、禁煙は最も重要ながん対策であることは広く知られるようになった。タバコのリスクで、がんと同じくらい大きなものがCOPDである。その症状はせき、たん、息切れで、喫煙を20年以上続けると肺の細胞が破壊され、呼吸不全、心不全、肺炎で死亡する。厚生労働省によれば2012年のCOPDによる死亡者数は16万人だが、患者数は530万人と言われる。また、WHOは世界のCOPDによる死者数は約300万人で死亡原因の第4位だが、2030年には第3位になると予測している。がんにしてもCOPDにしても、発病するまでに長い時間がかかる。また、喫煙者でも発病する人としない人がいる。そうなると人間は「自分だけは大丈夫」という根拠がない楽観に頼る。神奈川県と兵庫県では受動喫煙防止条例が作られたのだが、禁煙運動が全国に広がれば、将来はタバコのリスクが大きく減ることになるだろう。

喫煙のリスクは知られるようになったが、飲酒のリスクについてよく知る人は少ない。厚生労働省によれば、アルコール依存症者の数は81万人と推計されるが、年間5万人前後しか治療を受けていない。また入院患者の14・7%は飲酒がらみで、約1兆5千億円の医療費がアルコールに起因している。個別の疾患でみると、肝疾患全体の患者数は減少しているが、アルコール性肝炎とアルコール性肝硬変は増加している。大量の飲酒は認知症の危険性を高めるほか、膵臓病、循環器疾患、メタボリックシンドローム、がんなど、多くの病気の原因になり、アルコール依存症とうつ病が合併する頻度も高い。また、飲酒は交通事故、転倒・転落、溺死の原因にもなっている。世の中に、今、酒とタバコが出現したら、両方とも、間違いなく「毒物」として即時禁止になる。そのくらい危険な物質だという事実はもっと広く知られなくてはいけない。

死亡原因の第6位である不慮の死の内訳をみると、犠牲者が多いのは窒息死、交通事故、転倒・転落、溺死で、それぞれの原因による死亡者は年間7000人前後である。窒息死は老人を中心にして年間９０００人以上の犠牲者があり、その原因はもち、あめ、パン、肉などあらゆる食品である。老人と乳幼児が主な犠牲者なのだが、窒息死を少しでも少なくする方法は周囲の人が気を付けるしかない。交通事故については、交通事故対策と救急救命対策の効果が表れて、死亡者数は１９７０年の１万６７６５人から２０１２年は４４１１人と大幅に減少した。負傷者数も10年ほど前の約95万人から２０１２年には約66万人へと減少したが、それでも被害者は多い。最近、人や車に近づくと自動的にブレーキをかける自動車が発売されたが、このような「衝突防止装置」が一般化すればヒューマンエラーが減少して交通事故は大きく減少することが期待される。他方、転倒・転落、溺死については高齢化の進行とともに死亡者数は増加傾向にある。

安全には費用がかかる。例えば衝突防止装置が付いた自動車は付いていないものに比べて価格が高い。インターネットには１時間１０００円程度の低価格のベビーシッターが登録されているが、信用できる人物なのか知ることは難しい。素性が明らかで、資格があり、教育を受けているベビーシッターをそんな低価格で雇うことは難しい。価格とリスクを比較できる賢い消費者になることが求められている。

死亡統計には出てこない「本当のリスク」をもう一つ上げるなら、それはパチンコである。パチンコが、他のギャンブルと同様に、依存症を生むことはよく知られている。炎天下の駐車場の車の中に子どもを放置して親がパチンコに興じ、子どもが死亡したというニュースを何度も聞いた。それはパチンコ依存症のためであり、依存症がひどくなると借金を重ね、犯罪に手を染め、家庭が崩壊し、本人だけでなく家族の生活も破壊する例もある。依存症は病気であり、治療が必要であるとともに、依存症を生み出すパチンコは廃止する必要がある。実際に、韓国では大きな産業だったパチンコが２００６年に廃止された。しかし、そのことをメディアは一切報道せず、だからその事実を知る日本人はほとんどいない。それはパチンコが巨大な利権になっているからであり、メディアでさえ批判ができない状況が作り上げられているからである。パチンコを禁止できるのか。これは政府がどのくらい真剣に国民の福祉を考えているのかを測るバロメーターである。

第四章　放射能と健康

2011年3月11日、地震と津波により福島第一原子力発電所で事故が発生し、大量の放射性ヨウ素および放射性セシウムが放出された。1979年に発生したスリーマイル島原子力発電所事故、1986年に発生したチェルノブイリ原子力発電所事故に次ぐ、世界で3度目の大きな原子力発電所の事故だった。

この事故をきっかけにして原子力発電を続けるべきかの議論が続いている。リスク管理の立場からは、原子力発電の即時廃止は「リスク回避」にはなるが、エネルギー供給の不安定化、電気代の値上げなどという別のリスクをもたらす。「リスク最適化」の原則から見ると、順次、太陽光、風力、バイオマス、地熱などの再生可能エネルギーに置き換えていくべきであろう。他方、原子力発電所が再び大事故を起こす可能性は小さいと考えられるが、それがゼロではないことを重視すれば「リスク回避」をすべきという判断になるだろう。どちらの道を選択しても高レベル放射線廃棄物の処分をどうするのかという問題は残る。ここではエネルギー問題のリスク管理には触れず、放射能の健康に対するリスクに絞って述べることにする。

放射線の基礎知識

放射能の用語は難しい。放射性セシウム、放射性カリウム、放射性ヨウ素など「放射線」

を出す物質を「放射性物質」とよび、放射線を出す能力を「放射能」という。ただし、一般には「放射能汚染」や「残留放射能」などのように、放射性物質や放射線などをまとめて「放射能」ということが多い。

放射能の強さを「ベクレル（Ｂｑ）」で表す。これは測定器で測定できる値である。放射性物質が放射線を出すと、別の物質に変化する。自分の身を削って放射線を出しているのだ。だから放射性物質の量は時間とともに減ってゆく。例えば放射性ヨウ素は約８日間で半分に減る。これを「半減期」と呼ぶ。

放射線は人体に影響を与えるが、その程度は放射性物質が出す放射線の種類により違う。だから放射線の強さ（Ｂｑ）がそのまま人体への影響の大きさにはならない。そこでＢｑに放射性物質ごとの係数を掛けて、人体への影響の強さに変換したものが「シーベルト（Ｓｖ）」という単位であり、通常はミリシーベルト（ｍＳｖ）で表す。

放射線の影響には「線量率効果」という現象がある。原爆のように大量の放射線を短時間に浴びた時に比べて、同じ放射線量を長い時間をかけて浴びたときの影響は小さくなる。それは一升の酒を一気に飲んだら大変なことになるが、一カ月かけて飲めば悪影響が小さいのと似ている。高い放射線量を一気に浴びると細胞に大きな障害が起こるが、時間をかけて浴びると障害を修復することができるためで、両者の間には２倍程度の違いがあると考えられている。

放射線の影響には、化学物質と同じように、「量と作用の関係」がある。そして1000mSv以上の比較的高線量を浴びたときには不妊、白内障、嘔吐、脱毛などの症状が「必ず」現れる。そこで、このような影響を「確定的影響」と呼ぶ。確定的影響には、ある線量以下ではこのような症状が起こらない「しきい値」がある。

確定的影響のしきい値以下の低線量にも影響はある。それは、放射線を浴びてから長い年月の後で、線量に比例して、がんになり死亡する確率を増やすことである。日本人の約半分はがんになるが、そのリスクを1とすると、放射線1000mSvはそのリスクを1・5倍、2000mSvは2倍に増やす。また、日本人の約30%ががんで死亡するが、放射線1000mSvはがんで死亡するリスクを5%増やすと推定されている。一方、100mSv以下の放射線はその影響が小さすぎて、どの程度なのかわかっていない。これらの数字は、広島、長崎の原爆被ばく者の調査と線量率効果の計算から得られたものである。

この影響は一部の人にしか現れないので「確率的影響」と呼ばれる。これはタバコの影響に似ている。統計上、喫煙はがんになる確率を1・6倍に増やすが、がんになるのは長い年月の後であり、しかもヘビースモーカーが必ずがんになるわけではない。ちなみに、肥満ややせ過ぎはこれを約1・3倍に、運動不足や高塩分食品は約1・2倍に、野菜不足は1・06倍に増やす。

被ばく者以外の調査もある。世界各地には自然放射線量が高い地域があるが、これらの地域には、年間10mSv以上、最高では年間260mSv、生涯に500mSvを超える自然放射線を浴びている人たちが居住しているが、そのがんのリスクは増えていない。ここまでが科学的にわかっていることである。

そうすると困るのは、放射線の「リスク管理」を行う政府と行政である。どのくらいの線量なら居住することができるのか、農作物の規制をどうするのか、放射線管理の目標値を国民に知らせなくてはならない。100mSV以上はがんのリスクを増やすことが分かっているのだから管理目標値はそれ以下にしなくてはならないが、何mSvにしたらいいのだろう。

その目安を示しているのが、放射線の防護について勧告を行う国際放射線防護委員会（ICRP）である。ICRPは、リスク管理のために、100mSv以下であっても線量とがんで死亡する確率の間には直線関係があり、しきい値はないという「直線しきい値なし（LNT）モデル」を採用した。そうすると、0から100mSvの間の影響を計算することができ、100mSvはがんになるリスクを1・05倍に、20mSvは1・01倍に、1mSvは1・0005倍に増やし、0mSvなら1倍のままということになる。また、がんで死亡するリスクは100mSvで0・5%、20mSvで0・1%、1mSvで0・005%増える計算になる。しきい値がないなら放射線はゼロにしなくてはいけないのだが、それは不可能なので、平常時の管理目標値は年間1mSvにしている。福島第一原発事故以来問題になっているのは、20mSv以下の低線量放射線の影響である。LNTモデルで計算した値と生活習慣の影響を比較すると、20mSvのリスクは運動不足や高塩分食品によりがんになるリスクの10分の1程度である。

このようなことを考えあわせて、どのような管理を行うのか。ICRPは原子炉から放射性物質が漏れ出しているような緊急事態の時には20から100mSvの間、漏出が止まって復旧が始まった時には1から20mSvの間に管理目標値を設定し、正常に近づくに従って1mSvに向かって下げたらいいという勧告を出している。どのような値を採用するのかは「科学」ではなく「リスク管理」の問題であり、政治と行政の役割である。そこで重要なことは、技術的可能性、費用対効果、そして民意を考慮するとともに、厳しいリスク管理を行うことが別のリスクを生み出すことも考慮して、「最適」なリスク管理策を実施することである。

要するに、「放射線はどこまでなら安全なのか」という質問に対しては、「100mSv以下のリスクは小さすぎてよく分からないので、放射線のリスクは量に比例し、しきい値がないと仮定している。だから100%の安全を求めるならゼロにしなくてはならないが、それは不可能である」という答えになる。「それでは、どうやって管理目標値を決めているのか」という質問に対しては、「放射線を避けることのメリットとデメリットを比較・検討して、リスクの総量が最も小さくなるような管理目標値を選んでいる」という答えになる。だから、管理目標値は「安全と危険の境目」ではないのだ。

例えば、今回の事故を受けて、政府は一時的に一般の人の管理目標値を年間1mSvから20mSvに、作業員の管理目標値を年間20mSvから250mSvに引き上げた。その理由は、緊急時に普段と同じ厳しい規制を行うと、例えば1カ月で20mSvの放射線を浴びた作業員は残りの11カ月は作業ができなくなり、熟練した作業員がいなくなる。また一般の人が1カ月で1mSvの放射線を浴びると、残りの11カ月は人工放射線が全くない場所に避難しなくてはならない。そして、これらは現実的とは言えないからである。もう一つは、そのような緊急事態は長くても1年以内に終わると考えられるので、「生涯に浴びる放射線の総量を1000mSv以下にすべき」というICRPの勧告を守ることもできると予測されることである。

ところが、このような「リスク評価」と「リスク管理」の違いが認識されていない。メディアはリスク評価の専門家を呼んできて、「20mSvという管理目標値は安全なのか、安全と危険の境界はどこなのか」などと問い詰める。もちろん、科学が言えることは100mSv以下の影響は小さすぎてわからない程度であるということだけである。一方、一部の「専門家」や評論家は「20mSvは高すぎる」という「意見」を述べている。しかし、それは「科学」ではなく「リスク管理」についての「要求」である。ところが、多くの人がこの二つを混同して、「専門家の意見が分かれている」と誤解している。事実は、科学者が行うリスク評価は前述のとおり一致している。しかし、リスク最適化に基づくリスク管理に対しては倫理的判断の違いなど多様な考え方があり、一致を見ていないのである。

その他、放射線の健康リスクについての詳細は政府が発表した「放射線リスクに関する基礎的情報」などを見ていただきたい。

放射能汚染

福島第一原発からの放射性物質の放出のピークは3月15〜16日だった。空間放射線量の増加を受けて、17日、厚生労働省は食品から追加的に受ける放射線量の管理目標値を年間5mSvに設定し、これに基づいて食品衛生法で定める食品ごとの暫定規制値を決定し、全ての食品を食べてもこの管理目標値を超えないような体制を作った。その後19日には福島県で放射性ヨウ素により汚染した牛乳が発見され、20日には福島県など各地の野菜からも汚染が発見された。政府は21日に福島県の原乳、そして福島県、茨城県、栃木県、群馬県のほうれん草とカキナの出荷自粛を指示し、23日には福島県のほうれん草、コマツナなど多くの野菜の食用を禁止した。

放射性ヨウ素による農作物の汚染の最大値は20日に発表された茨城県産ほうれん草で、暫定規制値である2000Bq／kgの約27倍の5万4100Bq／kgだった。放射性ヨウ素による汚染はその後急激に少なくなり、魚類では約1カ月後の4月19日に見つかった福島県のイカナゴの3900Bq／kg、海藻類では5月26日に見つかった福島県沖のヒジキの2200Bq／kgを最後に、暫定規制値を超えた食品は見つかっていない。これは放射性ヨウ素の半減期が8日と短く、1カ月強でその量は16分の1、2カ月強で256分の1、3カ月弱で2000分の1に急激に減少したためと考えられる。

3月22日には東京都の水道水から210Bq／kgの放射性ヨウ素が検出され、翌23日にも190Bq／kgが検出された。これは飲料水の暫定規制値である300Bq／kgは超えてはいないが、乳児の飲用に関する暫定規制値である100Bq／kgを超過していた。

この事態を受けて東京都は23日に、乳児は水道水の摂取を控えるよう都民に知らせるとともに、暫定規制値について「この数値は、長期にわたり摂取した場合の健康影響を考慮して設定されたものであり、代替となる飲用水が確保できない場合には、摂取しても差し支えありません」と付け加えた。24日には、日本小児科学会、日本周産期・新生児医学会及び日本未熟児新生児学会が共同見解を発表し、短期間の摂取なら乳児の健康に影響は極めて低いこと、一方、乳児の水分摂取必要量は成人に比べて多いため、短期間であっても、水分摂取不足は重大な健康障害を起こすため、微量の放射能を恐れて水分不足を起こすようなことがないよう、リスク最適化の考え方に基づいた注意を行った。

また東京都は「現在の測定値であれば、乳児を除き、誰もが水道水を飲んでも問題ありません。1歳未満の乳児についても、長期にわたり飲み続けなければ問題ありませんが、緊急対応として、乳児1人当たり550ミリリットル入りのペットボトル3本を提供します。」と発表した。

しかし、念のための措置がパニックを生むことになり、このニュースが流れると、都内のスーパーでもネットショップでもペットボトルの飲料水が一気に売り切れ、乳幼児を持つ母親からは子どもの飲み水についての不安の声が上がった。汚染がないと考えられた関西以西から水を送ってもらうように頼んだ人や、海外からの送付を依頼した人までいたという報道も流された。

水道水の汚染は短期間で終わり、24日には乳児の飲用に関する暫定規制値を下回る79Bq/kgまで低下し、25日には51Bq/kg、26日には34Bq/kg、27日以後は不検出になった。そして店頭から消えたペットボトルの水も元に戻った。しかし母親の不安はその後も消えなかった。

放射性セシウムについては、３月20日から22日ごろ、ほうれん草などの野菜に最大で暫定規制値５００Ｂｑ／kgの１６４倍に当たる８万２０００Ｂｑ／kgの汚染が見つかった。しかし、その後は汚染の程度も汚染した食品の数も急速に減った。事故直後に空中から多量の放射性セシウムが地上に降下して畑地の野菜などの表面に付着したが、これらの汚染野菜が収穫され、次に育った野菜には汚染がほとんどなかったためである。

ところが５月11日に神奈川県の一番茶の生葉から暫定規制値を超える汚染が見つかり、続いて茨城県の茶葉でも見つかった。これは古い葉や枝に付着した放射性セシウムが新芽に移行したものだった。茶葉の汚染の仕組みが分かっていたので、産地では一番茶のあとで古葉と枝を除去する対策を取り、それ以後の汚染は急速に減少した。

６月に入ると、暫定規制値を超える放射性セシウムを含む食品は、たけのこ、梅、小魚などわずかな種類になった。この間の状況は厚生労働省のホームページに「食品中の放射性物質の検査結果」として発表されている。汚染状況の改善とともに消費者の不安も次第におさまっていくだろうと予測されていたところに発見されたのが牛肉の汚染だった。

牛肉汚染

２０１１年7月8日、東京都芝浦と場で、福島県の農家が出荷した肉用牛から暫定規制値５００Ｂｑ／kgを超える放射性セシウムが検出された。その原因は、この農家の水田で事故後に収穫した、７万５０００Ｂｑ／kgの放射性セシウムで汚染した稲わらを食べさせたためだった。続いて14日、やはり福島県の農家が近隣の業者から購入して肉用牛に給与した稲わらから放射性セシウム９万７０００Ｂｑ／kgが検出された。その後、宮城県、福島県の農家から連日のように汚染した稲わらが見つかり、そのほとんどが、農家の水田で収穫した稲わらだった。

状況が大きく変わったのは18日だった。宮城県の業者が汚染した稲わらを全国に販売していたため、汚染が全国の肉牛に広がっていることが判明したのだ。農林水産省の調査では、北は北海道から西は島根県まで16道県の農家２３９戸で汚染した稲わらを牛に与えていた。それらの農家から出荷された牛の数は４７９６頭、そのうち１５９１頭の肉が残っていたため検査を行ったところ、90頭（5・７％）から暫定規制値を超える汚染が見つかった。従って、全国で消費された汚染牛肉は２７０頭程度と推測される。汚染の最大値は7月13日に横浜で見つかった４３５０Ｂｑ／kgで、暫定規制値の８・7倍だった。

農林水産省は原発から放射性物質が放出された直後の3月19日に、原発周辺県に対して、事故前に刈り取り、屋内に保管している飼料を使うように通知した。4月14日には、生産した肉・乳が規制値を超えないようにするために、牧草などの粗飼料の放射性セシウム量の目安を通知した。しかし通知を知らない農家が多く、水田に放置されていた稲わらの一部が肉牛に給与されたのだ。

政府は7月15日に福島、宮城、岩手、栃木4県の肉牛の出荷制限を行った上で、牛の検査を開始した。そして、新たな汚染牛肉が発見されなくなった8月25日までに出荷制限を順次解除し、7週間にわたる騒動は終了した。

肉用牛に稲わらを与えるのは脂肪の色を白くして、赤身に脂肪を入れる「刺し」を作るためであり、乳牛に稲わらは与えない。また豚と鶏は消化器の仕組みが牛と違うので、稲わらや牧草は消化できないため、稲わらは給与されない。また豚肉と鶏肉から規制値を超える放射性セシウムを含むものは出ていない。

実は、宮城県の稲わらが全国に流通していたのは口蹄疫の影響だった。２０１０年3月から7月の間、宮崎県を中心に口蹄疫が流行し、蔓延を防ぐために牛、豚、水牛、合わせて29万頭近くが殺処分になった。宮崎県でなぜ口蹄疫が発生したのかは不明だが、口蹄疫の常在国である中国から輸入した稲わらに口蹄疫ウィルスが付着していた可能性も考えられた。

そこで農林水産省は稲わらを国内産に切り替える方針を取り、宮城県から全国に稲わらを供給する体制が作られた。ところが、その直後の２０１１年3月に福島第一原発の事故が起こり、稲わらが汚染し、それが全国に販売されたのだった。口蹄疫のリスク管理が牛肉汚染のリスクを大きくしてしまったのだ。

一連の牛肉汚染問題を振り返ると、汚染の程度は軽微であり、これを食用にしても健康に被害が出る可能性は考えられなかったのだが、汚染牛肉が全国に広がったため、その影響は極めて大きかった。まず7月16日、大手スーパーのイオンは同社の5都県14店舗で、合計３１９・４kgの汚染した可能性がある牛肉を販売していたことを発表した。

そして８月24日には横浜市は汚染した牛肉24・４kgが、市立小学校の給食に使われていたと発表した。同市によると、冷凍保管された肉から20日、暫定規制値５００Ｂｑ／kgを少し越える７１９Ｂｑ／kgが検出された。同じ牛の肉は他の牛肉と混合され、５月13日に市内16校で給食で肉じゃがとして出されるなど、約６万７０００人の児童が食べていたことが判明していた。

この出来事は多くの人に大きな不安を与え、学校給食から牛肉が消え、牛肉の消費は大きく落ち込み、食肉処理場では作業員が「汚染牛」を取り扱うことに不安を訴える事態も起こった。それだけでなく、この問題が国の食品安全対策、とくに検査体制に対する信頼感を失わせた。

そこで始まったのが自分で安全を守ろうとする動きだった。その一つは「すべての食品を測定すべき」という消費者団体等の要望だった。国は福島県産牛の出荷制限と全頭検査あるいは全戸検査を開始し、各県も独自の検査を開始した。問題の牛肉を販売した大手スーパーは暫定規制値を下回る自主基準を設定し、自社ブランド牛の全頭検査を開始、いくつかの食品関連事業者がこれに追随して自主基準の設定と自主検査を始めた。各県もまた消費者団体やＰＴＡの強い要望に押されて牛肉の検査を開始するなど、「自主基準・自主検査ブーム」が起こった。

さらに、学校給食の食材が不安だとして給食を拒否し、弁当を持参させる家庭も出てきた。その要望に押されて、全国の47都道府県で給食の検査が始まった。また２０１２年８月25日には、消費者の信頼回復を目指して、福島県が県産米の全袋検査を開始した。

現在では、農地の除染が進み、主要農作物のセシウム汚染問題はほぼ解決したが、山地の除染はほとんど未解決であり、そこで採れるキノコやタケノコの汚染は続いている。汚染した山地で暮らす野生動物も汚染されているので、「ジビエ」と呼ばれるシカ、クマなどの動物の肉の汚染も残っている。

今回放出された放射性セシウムにはセシウム１３４とセシウム１３７の２種類があり、それぞれの半減期は2年と30年である。この2種類の放射性セシウムが同量存在するときの放射線量は、1年後には78％、2年後は62％、5年後は37％、10年後は23％に減少する。実際に、文部科学省が２０１３年３月１日に発表した福島第一原発から80キロ圏内の放射線量の測定値は、事故直後の２０１１年４月に比べて同年11月には約３割減少し、翌２０１２年11月にはほぼ半減していた。

原発から多量の放射性セシウムが海に放出されたが、これは大量の海水により希釈され、海流により拡散し、長期的には広い範囲の海底に運ばれる。水産庁によれば、これまでに海を広く回遊するカツオ・マグロ類、サケ・マス類、サンマについては規制値を超えるものは見つかっていない。事故直後に高い濃度が検出されたシラス（イワシ類の仔魚）やコウナゴ（イカナゴの稚魚）を含む表層に棲息する魚、貝類やイカ類、タコ類、エビ類、カニ類などについても、現在は規制値を超えるものはなくなった。一方、ヒラメ、カレイ類等の海底近くに棲息する魚類については、依然として規制値を超えるものがあるが、その割合は徐々に減っている。

こうして食品の放射能汚染問題は急速に解決し、一部の魚類などを除いては福島の食品の汚染はなくなった。また規制値を超える食品については出荷規制が実施され、食用に出回ることはない。その結果、汚染した食品により健康に被害が出るような内部被ばくをした人もいない。

厚生労働省が2013年3月に食品中の放射性セシウムから受ける放射線量を推計したところ、管理目標値である年間1mSvの100分の1以下であり、食品中に自然に含まれる放射性カリウムからの線量（年間約0・2mSv）と比較しても小さいことが確かめられた。

このように、大きな事故にもかかわらず食品の安全は守られたのだが、世の中に広がった農作物の「福島離れ」は止まらず、福島の農家は深刻な風評被害を受けている。「放射能は少しでも怖い」という気持ちは理解できるが、放射線の規制値は科学的根拠に従って非常に厳しい値に設定されているものであり、規制値以下であれば何の心配もないことを理解することが福島の復旧、復興にとって絶対に必要な条件である。

放射線の規制

事故直後の3月17日、厚生労働省は原子力安全委員会が示していた「飲食物摂取制限に関する指標」に基づいて、食品中の放射性ヨウ素については、甲状腺等価線量が年間50mSv（実効線量として2mSvに相当）、放射性セシウムについては年間5mSvを暫定的な管理目標値に設定した。

さらに20日には食品安全委員会に暫定的な管理目標値の評価を依頼し、食品安全委員会は29日に「放射性物質に関する緊急とりまとめ」を公表して、この暫定的な管理目標値を「安全側の値」と評価し、その根拠として次のような項目を上げている。

・100mSv未満の低線量域での放射線の発がん影響はほぼないことを示唆する報告が多いが、何らかの影響を示唆する報告もある。

・ICRPは食料品の規制値を年間10mSvとしている。

・ヒトが定住している自然環境下においても10mSv程度の暴露が認められている地域がある。

・10～20mSvまでなら特段の健康への影響は考えられないとの専門参考人の意見がある。

・これらを踏まえるとICRPが示す年間10mSvという値について、緊急時にこれに基づきリスク管理を行うことが不適切とまで言える根拠は見いだせていない。

・これらのことから、少なくとも放射性セシウムに関して実効線量として年間5mSvは、食品由来の放射線暴露を防ぐ上でかなり安全側に立ったものである。

厚生労働省はこの値を基にして、すべての食品が汚染している場合でも放射性物質の年間摂取量がこれらの値を超さないように、食品ごとの暫定的な規制値を決めた。すなわち、放射性ヨウ素の場合には我々が日常的に摂取する食品を飲料水、牛乳・乳製品、野菜類（根菜、芋類を除く）、魚介類の4種類に分けて、飲料水と牛乳・乳製品についてはそれぞれ300Bq／kg、野菜類（根菜、芋類を除く）と魚介類についてはそれぞれ2000Bq／kgという規制値を設定した。また、子どもは放射線障害に敏感であるという考え方から、「100Bq／kgを超えるものは、乳児用調製粉乳及び直接飲用に供する乳に使用しないよう指導すること」にした。

この規制値について食品安全委員会は「300Bq／kgの放射性ヨウ素が検出された飲食物を1kg食べた場合の人体への影響は0・0048mSvとなる」と述べている。東京都の水道水から検出された放射性ヨウ素は最大で210Bq／kgであり、これは0・0034mSvに当たる。

放射性セシウムについては、食品を5種類に分けて、飲料水と牛乳・乳製品についてはそれぞれ200Bq／kg、野菜類、穀類、肉・卵・魚・その他についてはそれぞれ500Bq／kgという規制値を設定した。食品安全委員会は500Bq／kgの放射性セシウム137が検出された飲食物を1kg食べた場合の人体への影響は0・0065mSvであると述べている。牛肉の最大汚染値は4350Bq／kgだったので、これを1kg食べると0・057mSvになる。

個々の食品の暫定規制値がこのような厳しい値になっているのは、これらの値が「許容出来る限度」を示すのではなく、行政が対策を始めるための目安だからである。検査により発見された暫定規制値を超える食品は回収・廃棄する。繰り返しになるが、暫定規制値を超えた食品は危険だから回収・廃棄になるのではなく、食品衛生法に違反したから回収・廃棄になるのだ。しかし、水道水でも牛肉でもその他の食品でも暫定規制値を超えた食品は「危険だから」廃棄されるものと誤解され、「汚染食品」への恐怖感が広がり、福島県産の農畜産物は暫定規制値以下のものであるにもかかわらずその売れ行きが大きく落ち込んだ。

暫定規制値は、緊急を要するために食品健康影響評価を受けずに定めたものであることから、厚生労働大臣は、２０１１年３月20日、食品安全委員会に放射性物質の食品健康影響評価を要請した。食品安全委員会は10月27日に「食品中に含まれる放射性物質」と題する評価書を公表した。そこで参考にしたデータは主に次のようなものであった。

・インドの自然放射線量が高い地域（累積線量５００ｍＳｖ強）で発がんリスクの増加がみられないこと
・広島・長崎の被ばく者における疫学データでは、白血病による死亡リスクが２００ｍＳｖ以上で上昇したこと、また固形がんによる死亡リスクが0から１００ｍＳｖでは変わらなかったが、０から１２５ｍＳｖでは増加したこと
・チェルノブイリ原子力発電所事故に関連した報告では、５歳未満であった小児に白血病

のリスクが増加し、被ばく時の年齢が低いほど甲状腺がんのリスクが高いこと
・胎児への影響については、１０００ｍＳｖ以上の被ばくにより精神遅滞がみられたが、５００ｍＳｖ以下の線量で健康影響が認められないこと

これらに基づいて「通常の一般生活において受ける放射線量を除いた生涯における累積の実効線量がおおよそ１００ｍＳｖ以上では放射線による影響が見られる可能性がある」と判断し、「現在得られている知見からは１００ｍＳｖ未満の放射線の健康影響について言及することは困難」と付け加えた。また「小児の期間については、感受性が成人より高い可能性（甲状腺がんや白血病）がある」とした。さらに、この評価に基づくリスク管理は、評価結果が生涯における追加の累積線量で示されていることを考慮して、食品からの放射性物質の検出状況、日本人の食品摂取の実態等を踏まえて行うべきとした。

要するに「年間５ｍＳｖは安全側の値」すなわち「許容できる値」であることに変わりはないが、これは緊急時を想定した値であり、５ｍＳｖの被ばくを長年続けて生涯の累積線量が１００ｍＳｖ以上になれば悪影響の可能性があるので、食品汚染の状況等を見ながら、管理目標値を徐々に下げるべきだろうという考え方である。さらに現実の汚染の程度はかなり低くなっているので、現行の管理目標値でも安全は十分に守られていると判断でき、従ってここで一気に管理目標値を厳しくする必要はなく、時間をかけて下げていけばいいという考

え方だ。

ところが、これを受けた厚生労働大臣は、翌10月28日の閣僚懇談会において、放射性セシウムの管理目標値を年間5ｍＳｖから一気に年間1ｍＳｖに変更する方針を表明した。厚生労働省は1ｍＳｖについて「食品の国際規格を作成しているコーデックス委員会の指標が、年間1ｍＳｖを超えないように設定されている」ためと説明した。そして食品毎の基準値を以前のほぼ5分の1に当たる一般食品100Ｂｑ／kg、乳児用食品50Ｂｑ／kg、牛乳50Ｂｑ／kg、飲料水10Ｂｑ／kgに決めた。なお、このときから政府は「規制値」ではなく「基準値」という用語を使っている。

厚生労働大臣は12月27日に文部科学省放射線審議会に基準値案の審議を諮問した。放射線審議会は翌2012年2月16日にこれを認める旨を答申したが、そこには異例の厳しい追加意見が述べられていた。すなわち、放射性セシウムの基準値を一気に厳しいレベルに下げることは食品の安全を守る上ではほとんど意味がないこと、そのような措置を行えば福島の農作物の中には100Ｂｑ／kgの基準値を超える例が出ることが予測され、そのことが福島の農業の再生を妨げる懸念があること、放射線の管理は被ばく量を下げることだけが目的ではなく、被ばく量を下げることにより引き起こされる別のリスクにも考慮するという「リスク最適化」の原則に留意すべきであるという意見である。これらは前述の食品安全委員会の考え方とも一致しているのだが、2012年4月に新しい基準値に基づく規制が実施された。

これによって巷に広がった不安と「自主基準競争」に終止符を打つことが期待されたのだが、事態は逆の方向に動いた。11月8日に大手小売店が店頭での放射性セシウム「ゼロ」を目標に検査体制を強化することを発表したのを皮切りに、新しい基準値が実施されるまでの間に複数の食材宅配事業者、生活協同組合、きのこ生産販売企業などが相次いで「国の新しい基準値よりさらに厳しい自主基準」を競って発表したのだ。しかし、すべての食品には天然の放射性カリウムが多量に入っているので、それより少ない量の放射性セシウムをさらに減らしてもほとんど意味がない。そのような事実を、これらの事業者は全く述べていない。

このような動きを憂慮した農林水産省は、4月20日に「過剰な規制と消費段階での混乱」を避けるため、自主検査の値として国の基準値を使うよう業界団体に通知した。ところが、これが消費者の選ぶ権利を侵害するという意見や国に対する不信感から一部団体等の反発を生み、農水大臣は3日後にこの通知を事実上撤回した。

国が厳しい基準値を採用した目的は、行政への信頼を回復し、福島の農作物に対する風評被害を軽減することだったのだが、この目論見が成功しなかった大きな理由が、国民の間に広がっている放射能に対する強い恐怖感と政府に対する不信感であり、国が国民に対して粘り強く説明する努力を放棄したためだった。

原水爆実験

歴史を振り返ると、1945年に広島と長崎に原爆が投下され、多数の被ばく者が出た。その後1954年に米国はビキニ環礁で水爆実験を行い、静岡県の漁船「第五福竜丸」の乗組員23名が被ばくし、一人が死亡した。そして漁船に降り注いだ放射性物質を含む灰は「死の灰」と名付けられた。60年前に起こったこの事件が日本の原水爆禁止運動のきっかけになり、1955年には第1回原水禁世界大会が開催され、1956年には衆参両院で「原水爆実験禁止決議」が採択された。

1950年代から60年代は米ソが厳しく対立する「冷戦」の中で米、ソ、英、仏、中が大気中で核実験を数百回も繰り返し、膨大な量の放射性物質が大気中に放出された。1957年にはノーベル化学賞受賞者のボーリング博士が核実験による「死の灰」で「1万人の新生児に身体的・精神的欠陥を生じ、10万人の胎児・幼児が死ぬだろう」と警告し、放射能の恐怖が広がった。しかし、幸いなことにそのような悲劇は起こっていない。そして、1963年には米、英、ソ3国間で「部分的核実験禁止条約」が締結され、核実験により放出された大気中の放射性物質はその後徐々に減少した。

一方、1956年以後、広島、長崎の被ばく者の調査から、放射線ががんのリスクを高めるという事実が明らかになった。そのような時代を背景にしてICRPは1959年に放射線防護のための仮説として「しきい値なし直線仮説」（LNTモデル）を採用した。その理由は、「100mSv以下の放射線のリスクがあるのか、ないのか分からない」という前提では放射線のリスク管理が困難なためである。そこで、「小さいけれど影響があり、その影響にはしきい値が存在せず、影響の発生確率は被ばく線量に比例する」という最も単純な考え方を管理のために採用したのである。また、「しきい値なし仮説」は「しきい値あり仮説」よりリスクを大きく評価する。そしてリスク管理は安全側の立場をとる必要があるという理由で、リスクを大きく評価するLNTモデルを採用したのだ。このようにLNTモデルはあくまで仮説であり、科学的に証明されたものではない。

LNTモデルの一つのメリットは、一部の人が持つ誤解を解くことである。「被ばく者のデータからは、100mSv以下の低線量の放射線の影響は分からない」という説明に対して、「科学的に分からないのだから、ひどく恐ろしい作用があるかもしれない」という誤解がある。しかし、放射線量とがんのリスクの間に直線関係があるというLNTモデルに立てば両者の関係は明確に認識できるので、そのような誤解は少なくなる。他方、「しきい値がない」という仮定は、どんなに少ない量でも放射線はがんを引き起こすのだという誤解も生じた。

「しきい値あり仮説」の一種に、低線量の放射線を浴びるとその後に受けた高線量放射線に対して抵抗性をもたらすなどの望ましい効果があるという「ホルミシス仮説」も存在する。これもまた十分な証明がない仮説という点ではLNTモデルと同格である。しかし、ホルミシス仮説を採用すると「しきい値あり仮説」と同様にLNTモデルよりリスクを小さく評価することになる。さらに、「低線量放射線は体にいい」とするこの仮説は、「どんな少量でも放射線は恐ろしい」という考え方と真っ向から対立する。そんな理由でホルミシス仮説は一部の人たちから強い感情的な反発を受けている。

大事なことはLNTモデルもホルミシス仮説も共に仮説であるという事実、そして100mSv以下の低線量の放射線のリスクは極めて小さいものであることを十分に理解して、冷静に議論することである。

ICRPは、「LNTモデルは放射線管理の目的のためにのみ用いるべきであり、低線量被ばくによる死亡者数の推定などに用いるのは適切ではない」としているが、実際にはLNTモデルを「科学的真実」と誤解して誤用している例が多い。例えば、日本人はヨーロッパ諸国に比べてX線やCTスキャンの検査が多く、それだけ多量の放射線を浴びているので、日本人のがんによる死亡の4・4%はこれらの検査の結果であるという論文が2004年に発表されたが、これはICRPが注意したLNTモデルの不適切な利用の例である。

このように、ＬＮＴモデルは放射線の議論に大きな影響を与え続けているのだが、その後、１９６５年に日本初の商業用原子炉である東海発電所が稼働した。そして１９６９年から反原発闘争が始まった。その中でも、低線量の放射線により発がんのリスクが「どの程度増える」のかという議論ではなく、「放射能を浴びると必ずがんになる」というＬＮＴモデルに対する誤解が広まった。

ジャウォロフスキーの論文「放射線の危険性と倫理」によれば、「放射能は怖い」という宣伝は、原水禁運動や反原発運動にとって重要なキャンペーン材料であるだけでなく、大気圏中核実験の禁止のため、そして核保有国が「核の抑止力」の心理的効果を強化する材料としても有効であったため、米ソ両国ともＬＮＴモデルを支持した。こうして、科学的には証明されていないＬＮＴモデルに「誰もが賛成する」という状況ができて、「仮説」ではなく「真実」と信じ、どんなに少量でも放射線はがんを起こすと信ずる人が増えていったという。

「原爆の悲惨さ」は周知のことであり、これに関する学校教育も行われてきた。その一方で、自然界や日常生活の中で出会う放射線やそのリスクに関する科学的な教育は行われず、低線量放射線の影響に関する科学的な知識は与えられなかった。こうして多くの人の間に、「量を問わず放射線は恐ろしい」という、いわゆる「放射能恐怖症」が広がった。著者自身も１９６０年代に東京大学大学院において放射線を利用した研究を行うまでは単純に「放射能はどんなに少量でも恐ろしい」と信じていた。

福島以前は「放射能恐怖症」が大きな問題になることはなかったが、福島以後、環境中の微量の放射性セシウムと何年間か付き合っていかなくてはならない状況が生まれて事情は変わった。「自然の放射線は減らせないが、放射性セシウムは人工物質なのでゼロにすべきだ」といった意見があるが、天然であろうと人工であろうと放射線の影響に違いはない。そして、そのような感情的な主張が生み出す別のリスクへの配慮の欠如が、福島周辺の農産物に深刻な風評被害を及ぼし、被災地がれきの広域処理に影を落とし、被災した住民に二重、三重の苦難を強いている。文部科学省は遅ればせながら「放射線等に関する副読本」をホームページに掲載し、政府は「放射線リスクに関する基礎的情報」を公開している。

国民感情

多くの人が「放射能は怖い」と思っているが、その健康への影響についてはほとんど教育を受けていない。何もない時にはそれでもよかった。しかし、福島第一原発事故が起こると放射能問題にどう対処したらいいのかを誰もが考えざるを得なくなった。自分がどのくらい被ばくするのか、それはどのくらいのリスクなのか、自分だけのリスクか、子どもや孫にまで影響が出るのか、そして国の基準は十分に安全なものなのか、などである。

事故を受けて政府は年間20mSv以上の区域を避難区域にしたが、現実の一般人の被ばくはそれ以下の線量である。放射性物質を含む食品を食べることによりこれまでに受けた放射性セシウムの「内部被ばく」について、厚生労働省は1年間で0・1mSv程度と試算している。これは通常の食品から摂取する自然放射線の量である年間0・29mSvより少なく、対策の効果があったことが明らかになっている。

しかし、このような政府の対策に不信感を広げたのが事故の翌月の4月29日に起こった東京大学教授の「涙の記者会見」だった。放射線の影響について内閣にアドバイスをする役割の内閣官房参与に任命されていたこの人物は、政府が設定した年間1～20mSvという校庭利用基準について、「20mSvという値は高すぎる」とテレビカメラの前で涙ながらに抗議し、内閣官房参与の職を辞職したのだった。

この出来事の背景にはICRPの2007年勧告がある。そこでは、1年間の被ばく限度となる放射線量を平常時は1mSv未満、緊急時には20～100mSv、復旧時は1～20mSvと定めている。これに対して「基準を急に変更した」という非難の声があったが、それは誤解であり、ICRPの意図は「リスク最適化」である。

LNTモデルを当てはめると1mSvの被ばくは、がんによる死亡率を0・005%増やすという計算になる。しかし、現実に起きているがんによる死亡者数は、喫煙、食事などの生活習慣により大きく変動し、全国平均ではがんによる死亡者数は約30%だが、都道府県の間で10%以上の違いがある。だから、実際には1mSvの被ばくでがんによる死亡が増えるのか、観察してもわからない。さらには、100mSvの放射線によりがんになるリスクの増加は野菜不足のリスクとほとんど変わらず、1~20mSvのリスクはそれよりはるかに小さい。

今回の事故のように大規模な汚染が起こった時、避難区域を1mSv以上の地域に設定したら、避難区域は福島全県では収まらないだろう。避難した人は肉体的、精神的、そして経済的なストレスを受けることになる。その大きさと、低線量の放射線を被ばくするリスクとどちらが大きいのか。それを十分に勘案して、緊急時の避難区域は20~100mSvの間で決めることが合理的である。これがICRPのリスク最適化の考え方である。

この勧告に基づき、政府は20mSv以上を避難区域として、事故後も住民が住み続ける場合は1~20mSvを限度とし、長期的には1mSv未満を目指すとした。そこに「涙の会見」が大きく報道された。科学の世界では議論はあくまで冷静に論理的に行うものであり、感情を表に出して泣いたり怒ったりするのは科学的根拠がない証拠になる。しかし、テレビや新聞にとっては感情的な行動は視聴率が取れる。だから、こぞってこれを報道したのだ。その影響は大きく、「20ｍＳｖという値は高すぎる。事故以前の年間１ｍＳｖという値にすべきだ」という声が一気に広まった。その結果、５月27日に政府は学校内において受ける線量について、当面、年間１ｍＳｖ以下を目指すとともに、土壌に関する線量を下げる取り組みに対し、国として財政的な支援を行うこととした。

その後、２０１１年９月27日に政府は年間５ｍＳｖ以上の地域については国が除染を行う方針を発表したが、１〜５ｍＳｖの汚染地域の自治体や住民の強い反発で、11月11日には年間１ｍＳｖ以上の地域については国が除染を行うように方針を変更した。このように、低線量放射線の健康影響については、科学とは違った感情的な議論とこれに押されてリスク最適化の原則を無視した政治的な決定が続いている。

ちなみに、国連科学委員会によれば、私たちは空気中の放射性物質であるラドンなどから1・3ｍＳｖ、カリウム40や炭素14などの食品中の自然の放射性物質から０・35ｍＳｖ、土や岩に含まれる自然の放射性物質から０・４ｍＳｖ、宇宙線から０・35ｍＳｖ、合計で年間2・4ｍＳｖの自然放射線を浴びている。この量は地球上の場所により違い、日本の平均自然放射線量は年間1・5ｍＳｖ程度、東日本より西日本のほうが高い。このうち、空気と食品中の放射性物質は内部被ばくを起こす。その結果、私たちの体内には、例えば体重が60㎏の人ではカリウム40が４０００Ｂｑ、炭素14が２５００Ｂｑなど合計７０００Ｂｑ程度の放射性物質が含まれている。

各地の線量が毎日発表されているが、最近の東京都新宿区の線量は1時間当たり0・03～0・09μSv程度で、これは年間0・26～0・79mSvに当たるが、その多くが自然放射能と考えられる。このように、我々は常に放射線を浴びて暮らしていること、毎日食べる食品中に数十Bq／kgのカリウム40が含まれていることもほとんど認識されていない。

このように、多くの人が持つ「放射能は怖い」という先入観と、その背景にあるLNTモデルへの信仰に近い思い込みが低線量放射線の影響についての科学的な議論を妨げて、多くの議論は恐怖を前提にした感情論になっている。そして「各種の科学的なデータから見て20mSvは許容できる線量である」という意見は、多くの人の「常識」とは違っているため、「何かおかしい」と思われてしまう。このような状況の改善のために行われるのがリスクコミュニケーションだが、「放射能は怖い」という強固な先入観あるいは誤解がある中では極めて困難な仕事であることも事実である。

チェルノブイリ

1986年に発生したチェルノブイリ原発事故はヨーロッパをはじめ世界の多くの人たち

に放射能に対する恐怖感を広め、リスク管理とリスクコミュニケーションにも大きな影響を与えた出来事だが、いまだにその実情が十分に理解されていないので、これについて簡単に触れておく。

チェルノブイリ事故から20年後の状況は、国際機関が行った「チェルノブイリフォーラム２００３‐２００５」の報告書に述べられている。これによれば、幼少時に放射性ヨウ素で汚染した牛乳を飲んだため、約４０００人の甲状腺がん患者が発生し、そのうち15名が死亡した。しかし、それ以外には、１０００ｍＳｖをはるかに超える多量の放射線を受けた住民でも、固形がんや白血病の増加は確認されていない。その一方で、住民は低線量放射線のリスクに関する正確な情報を持っていなかった。そんなところに、放射線の危険性に関する間違った情報が多量に流され、被災者の間に根拠がない過度の不安が生まれた。そして、自分が放射線障害の被害者になってしまったという運命論や終末論やあきらめをはびこらせた。さらに、放射線の影響に関する政府の説明不足、緊急の移住による精神的、肉体的ストレス、被災者に対する社会的疎外などがあいまって、被災者の間に精神的疾患が増加した。

また、２０１１年に発表された「チェルノブイリ事故25年、ロシアにおけるその影響と後遺症の克服についての総括および展望１９８６～２０１１」でも、精神的ストレス、慣れ親しんだ生活様式の破壊、経済活動の制限、事故に関連した物質的損失といった、放射能以外いる。

の影響のほうが、放射線そのものよりはるかに大きい被害を人々にもたらしたことを述べている。

このような事実を踏まえて、東京大学の中川恵一はその著書「放射線医が語る被ばくと発がんの真実」の中に次のように記述している。

『ここにあるのは「正確な情報の欠如」という大きな問題です。福島原発の事故以降、恐怖心をあおるような情報や発言が、文字通り怒涛のごとくテレビや出版物、インターネットなどに溢れ返りました。なかには専門家でない人による、無責任なものも多数見受けられましたが、それらが人々の心に不安や先入観、または放射線に対する誤った理解を植え付けたといっても過言ではないでしょう。……私が非常に危惧するのが、先ほども述べた「正確な情報の欠如」という現状です。』

このように、チェルノブイリ事故の教訓が日本で活かされることはなかった。一部の人達は、放射能は恐ろしいものだという先入観をもち、国際機関の報告に強く反発した。しかし、科学に対する科学的な反論は専門でない人にとっては簡単なことではない。そこで出てくるのが、「科学に対する感情的な反発」である。

例えば、首相官邸災害対策ページには、『チェルノブイリ事故による死者は原発で作業して急性放射線障害で死亡した28名のみで、それ以外は放射線被ばくとの関係は認められない』

という記述がある。これは前述のチェルノブイリフォーラム等の調査結果を要約したものである。

これについて、東京大学教授である押川正毅氏は次のように批判している（学術の動向2012年5月号）。『このような主張をにわかに信じる「素人」は少ないだろう。実際、この論説には様々な問題が見受けられる。……仮に極めて楽観的な立場を取って100mSv未満の被曝では健康影響がないと仮定しても、チェルノブイリ事故の清掃作業従事者の平均被曝線量が100mSvだとすれば、その中には100mSvを超える被曝をした人達もいたはずである。とても「健康に影響はなかった」と断言できる状況ではない』。

この批判はLNTモデルを機械的に当てはめただけであり、世界の専門家集団によるチェルノブイリの調査結果に反論できるような科学的な根拠は何も示していない。

同じ批判者が、チェルノブイリの放射能の影響で健康に被害が出たのかもしれないという「うわさ話」をいくつか取り上げて、次のように書いている。『放射線の健康影響については検証実験が困難である以上、このようなジャーナリズムによる報告や住民の体験談など、（狭い意味での）科学的データ以外の資料も取り上げる必要があるのではないだろうか。』

チェルノブイリに関連した科学的な裏付けがない「うわさ話」は数多くある。これを使って国際機関の報告に反論しようなどという主張は的外れ以外の何物でもない。

ところが、これを実際に行ってしまった例がある。２０１１年12月28日にＮＨＫは『追跡！真相ファイル・低線量被ばく 揺らぐ国際基準』と題する番組を放送した。その内容は、チェルノブイリ事故の影響を受けたスウェーデンや米国イリノイ州原発周辺などで、ＩＣＲＰ勧告よりもかなり低い被ばく線量でも健康障害があり、ＩＣＲＰは低線量被ばくの影響を過小評価しているという批判だった。著者もこの番組を見たが、科学的根拠がない「うわさ話」をそのまま放送しただけでなく、インタビューに答えたＩＣＲＰ関係者の言葉と違う内容の日本語訳を放送したなどの問題点が指摘され、厳しく批判されている。

次の例は、「東大病院放射線治療チーム」がチェルノブイリフォーラム等の調査結果を要約して、「史上最大の放射能事故であるチェルノブイリの原発事故では、白血病など、多くのがんが増えるのではないかと危惧されましたが、実際に増加が報告されたのは、小児の甲状腺がんだけでした。」と述べたことに対して、当時東京大学教授であった島薗進氏は自身のホームページで次のように批判している。

「実際はそうではない。白血病などのがんがどのぐらい増えたのか信頼できる調査があるわけではなく、あるいはそもそもそうした調査は困難だったので、よく分からないというのが事実ではないか。そうでなければヨーロッパの人々が原発事故にここまで神経質になっている理由が理解できない。」

しかし、「実際はそうではない」という断定の根拠は、「ヨーロッパの人が神経質になっている」のだから「がんが増えたに違いない」、という思い込みだけである。低線量放射線のリスクが小さいことは科学的に証明されている。まだ分かっていないのは、それがどのくらい小さいのかだけである。そのような事実を無視して、正確な情報伝達を非難し、低線量放射線の恐怖を煽ることがどのような結果になるのか、放射線を過度に恐れ過ぎず「正しく恐れる」ことがいかに重要なことなのか、チェルノブイリの教訓に学ぶところは多いのだが、そうはならなかった例をもう一つ紹介する。

横浜市広報

2011年8月、横浜市はセシウムで汚染した牛肉が、市立小学校の給食に使われていたと発表し、子どもを持つ母親に大きな不安を与えた。横浜市は放射線の作用に関する科学的な情報を市民に伝える必要に迫られて、市の広報で「放射線特集」を組んだ。そして、その監修を依頼されたのが放射線科専門医である横浜市立大学の井上登美夫教授と著者だった。

ところが、一部の市民から横浜市、横浜市広報課および林文子横浜市長に宛てて、この「放射線特集」の配布を中止する要求が出された。その理由は以下のようなものだった。『汚染牛は規制値の最大８倍だが10倍超えても問題ない、10倍超えた牛肉を62kg食べてもリスクは増えないなどの唐木氏の解説は正気の沙汰ではありません。この広報は横浜市が子どもを守らないことを宣言していることと同じです。』

この非難の根拠は何も書いてないので、これを書いた人物は規制値が安全と危険の境界と信じていたのだろう。しかし、これは全くの誤解なので、解説をしておく。

これまでに発見された牛肉のセシウム汚染の最大値は４３５０Ｂｑ／kgで、当時の暫定規制値５００Ｂｑ／kgの８・７倍だった。一方、食品安全委員会は年間５ｍＳｖまでは安全な範囲であると評価し、厚生労働省はその後、年間１ｍＳｖを被ばく限度の新しい管理目標値としている。これらの値と比較するためには、４３５０Ｂｑ／kgのセシウム汚染をｍＳｖ単位に換算する必要がある。食品安全委員会によれば、５００Ｂｑ／kgの放射性セシウム１３７が検出された飲食物を１kg食べた場合の人体への影響は０・００６５ｍＳｖなので、４３５０Ｂｑ／kgの汚染牛肉を１kg食べた時には４３５０÷５００×０・００６５＝０・０５７ｍＳｖになる。最大汚染の肉を１kg食べる可能性はないが、もし食べたとしても、１ｍＳｖの十数分の一であり、年間に被ばくする自然放射線１・４ｍＳｖの25分の１に過ぎない。ましてや、食品安全委員会が安全とする年間５ｍＳｖに比べれば、さらに小さな割合になる。

余計な放射性物質はない方がよいにしても、４３５０Ｂｑ／kgの汚染牛肉をせいぜい数十g食べたために体内に入る数百Ｂｑの放射性セシウムを過剰に心配することのストレスのほうが、放射線の被害よりよほど大きいことは、チェルノブイリの教訓が教えている通りである。横浜市の担当者は、広報に反発した人たちと話し合いを重ねた結果、問題は解決したと聞く。担当者の大変な努力に敬意を表する次第である。

風評被害

事故後の政府の対策により、福島県の農産物の安全は確保されたのだが、東京中央卸売市場における福島産農産物の価格は他県産のものに比べて低いものが多い。このような状況が一般には「風評被害」と呼ばれている。食の安全・安心財団の調査では、東京中央卸売市場における福島産農産物の価格は他県産のものに比べて低いものが多い。その実態を見ると、事故前の２０１０年に比べて、事故があった２０１１年にはほぼすべての農産物の出荷量と価格が大幅に下落している。しかし、１年後の２０１２年の出荷量は全体としては２０１０年のレベル近くまで回復した。一方、価格は回復していないものが多い。

作物別に、２０１０年と２０１２年の値を比較すると、４つの型に分類できる。第１は、価格も出荷量もほとんど変わっていないニラとキュウリの例で、「不安感による買い控えが価格の低下の原因」という構図が必ずしも一般的でないことを示す。

第2は、価格は変わらないが出荷量が大幅に下がった、生シイタケと『あんぽ柿』と呼ばれる干し柿である。生シイタケは、露地栽培ものが汚染のため出荷停止になり、少数の屋内生産ものだけが出荷された結果であり、買い控えによる出荷量の減少ではない。『あんぽ柿』も汚染があったため出荷が自粛され、3年後の2013年にやっと少量が出荷されたが、価格は事故以前と同じである。

第3は、価格が下落したが出荷量は変わらないか、むしろ増えた、トマト、ブロッコリー、ピーマン、ミニトマト、モモ、リンゴ、キノコ、ネギである。モモの価格低下の主な要因は贈答用の減少と加工用の増加である。これらの作物の出荷量が減らなかったことは、消費者の買い控えがほとんどなかったことを示す。実際に、農産物を購入するときに50~60%の消費者が産地を気にしているものの、福島県産農産物を避ける人は19・4%であり、逆に言えば約8割の人は避けてはいないという調査結果がある。一方、「生産者が値下げをするまで流通業者が買い控える」、「価格の低下は東京電力が補償するので、これを前提として低い値決めが行われている」など、いわゆる「買いたたき」があることが報告されている。

第4は、価格も出荷量も共に下がったアスパラガス、インゲン、日本ナシ、イチゴ、ナメコである。多くの作物の出荷量が変わらない中で、これらの作物の出荷量が低下したのは買い控えのためとは考えにくく、生産者が生産を控えた結果と考えられる。ホウレン草については出荷量が約半分まで減少したものの、生食用の出荷量は変わらず、加工用が減っている。生食用に購入する消費者は福島産であることを気にしていないが、食品加工業者が仕入れ先を変えたのではないかと推測される。

これらの調査結果から、モモについては「福島県産」のイメージの悪さから贈答用としては避けるものの、多くの農産物については買い控えが少ないことが分かる。このことは、福島県産農作物が安全であることを多くの消費者が理解していること、すなわち消費者の放射能に対する不安は消費行動に影響するほど大きくないことを示す。その理由は、氾濫する放射能に対する非科学的情報に惑わされることなく、多くの消費者が政府の対策に信頼を寄せているためと考えられる。また、福島県産農産物の価格の低下は補償金の支払いを計算に入れた「買いたたき」の要素が大きいものと考えられる。従って、現在、必要な「風評対策」は福島県産農産物のイメージを向上させること、そして適正な取引を推進することである。

風評被害の対策として、検査を充実すべきという意見があるが、現在以上の検査が風評被害対策になるのかを知るために、食の安全・安心財団は2012年1月、全国の2000人を対象にしてアンケート調査を実施した。まず、「食品の放射能検査」について聞いたところ、「自分で民間の検査機関に持ち込んで検査する」人は0・4%、「企業に問い合わせて確認」する人は1・8%、「店舗表示で確認」する人は10・1%、合計12・3%であったのに対して、「検査結果を確認したことはない」人は79・1%だった。さらに、農産物を購入する際に、「検査結果を確認せず、産地を気にする」人が77・3%であったのに対して、「自主検査を判断の目安にする」人が5・2%、「ホームページで検査数値を確認する」人が3・5%だった。この結果から、農産物を購入する時に検査結果も確認する人はほとんどいないことが分かる。さらに、消費者庁が2013年3月に行ったアンケート調査によれば、「検査をしていることを知らない人」が22・4%もいた。

事故の直後、汚染の実態が不明の時には検査が必要であり、検査結果を知ることが不安の解消に繋がった。しかし、現在は汚染食品がほぼなくなり、福島県産農産物がすでに安全なものであることを多くの人が実感している。現在も残っているのは、「いくら安全と言われても、福島県産はなんとなく避けておきたい」という漠然とした不安だろう。

この点をさらに検証するために、著者は福島県が2012年から収穫後の県産米を対象にして実施した「全量全袋検査」の効果を調べてみた。農林水産省の資料から福島中通り、同会津、同浜通り、山形、茨木、栃木、滋賀、兵庫のコシヒカリの相対取引価格を比較したところ、事故前の2010年の価格は60kg当たり1万2000〜1万3600円の範囲であり、会津産が最も高かった。

事故が起こった2011年の価格は平均1万6000円前後まで大きく上昇した。そして福島県産米のうち会津産は他県産と同じ価格帯に入っていた。しかし、中通り産と浜通り産は1万4000円前後への上昇に留まり、他の地域と約2000円の差ができた。

2012年の価格は平均1万7000円前後までさらに上昇し、会津産はここに入っていた。一方、全量検査を行ったにもかかわらず、中通り産と浜通り産の価格は1万6000円前後への上昇に留まり、他の地域とは約1000円の価格差が残った。

この結果から、全量検査の効果があったとしてもそれは限定的であり、中通り産と浜通り産のコシヒカリの価格を他の地域のものと同じレベルに引き上げる効果はなかったことを示している。また、福島県産米の全量検査を知っている人は福島県民でも3割しかいないという。

さらに、会津産米も浜通り、中通り産米も「福島県産」と表示されているにもかかわらず、価格差が出たことは、消費者が「福島県産」を避けたためとは考えられない。日本銀行の調査報告書では、福島県産コシヒカリの価格は「買いたたき」の結果、他県産に比較して安値圏での取引が定着したという関係者の声を紹介している。その中で会津産コシヒカリだけは影響が小さかった理由は、大手流通業者が事故後も買い付けを継続したこと、福島第一原発から距離的に遠いこの地域の住民は比較的恐怖感が小さく、地域の学校給食でもいち早く会津産米の利用を再開したことなどが挙げられる。

福島県産農産物の風評被害に対する賠償は当然のことである。そして、風評被害を受けた生産者は賠償により経済的被害は補償される。しかし、そのことを理由にして買いたたきが行われ、一部の福島産農産物の価格が事故前の水準に戻らないという事態が続いていた。この状況は最近になって少しずつ変化し、２０１３年産の農産物のいくつかは価格が上昇し、出荷量も回復しつつある。農産物のネット販売を行っている福島県の農家に対して「人殺し」という罵声を浴びせるメールが届いたと聞いたが、そのような心無い声も減り、福島の復旧は足取りは遅いものの着実に進んでいる。

第五章　BSE

牛海綿状脳症（ＢＳＥ）に対する誤解は多いが、最大の誤解は「全頭検査」である。多くの国民が「全頭検査こそが最重要のＢＳＥ対策」と信じ、「全頭検査をしていないから、米国の牛肉は危険」と信じた。しかし、検査はＢＳＥの半分以上を見逃す。だから安全対策にはならない。

英国のＢＳＥ

ＢＳＥの病原体はプリオンと呼ばれるタンパク質である。病原体が何らかの形で牛の飼料に混入し、これを別の牛が食べると、牛の小腸下部に病原体が付着して、これが小腸の神経から脊髄を通って脳へとゆっくり進み、約5年後に脳内に多量の病原体が蓄積して脳を壊し、牛はＢＳＥを発病して死亡する。感染から発病までの間は何の症状も現れず、これを潜伏期という。だから、症状が現れるまでの5年間は、牛がＢＳＥに感染しているかどうかは全く分からない。

食肉処理場で牛肉や皮を取り除いた後、残った骨や脳や内臓は廃棄物として焼却されていた。焼却には石油が必要であり、燃やせば炭酸ガスが放出されて温暖化を進行させる。そこで、１９６０年代から、資源のリサイクルのために、廃棄物を加熱、脱脂、乾燥して、粉末にする技術が開発され、これが肉骨粉と名付けられた。肉骨粉はタンパク質とミネラルに富む飼料として豚、ニワトリ、そして牛にも広く与えられ、資源リサイクルの優等生になった。

ところが、１９７０年代の終わりごろ、英国ロンドン近郊のどこかで、１頭の牛がＢＳＥに感染した。なぜこの牛がＢＳＥに感染したのかは今も不明である。潜伏期だったこの感染牛は健康な牛と見分けがつかないため、健康な牛と一緒に食肉になり、廃棄部分は肉骨粉になった。そして、この肉骨粉に感染牛の脳に溜まった病原体が混じっていた。病原体は熱に強く、肉骨粉を作る過程を生き延びたのだった。

この牛から作られた汚染肉骨粉は、豚、ニワトリ、そして牛の飼料に混ぜられた。病原体の感染には「種の壁」という現象があり、牛の病原体を豚やニワトリが食べてもＢＳＥに感染しない。ところが牛の病原体を食べた牛は、ＢＳＥに感染してしまった。

最初の汚染肉骨粉を食べた牛が何頭いたのか不明だが、統計的には20頭の牛が汚染肉骨粉を食べると1頭がＢＳＥに感染する。感染牛は潜伏期間中に食肉になり、その汚染廃棄物から汚染肉骨粉が作られ、それが牛に与えられるというサイクルが続く間に、感染牛の数は雪だるま式に増えてゆき、汚染肉骨粉の量も急増した。しかし、感染から5年が経って発病牛が出るまでは、このことには誰も気が付かなかった。

それから約5年後の１９８４年末ごろ、ロンドン近郊の農場で歩行困難の牛が何頭か見つかり、そのうちの1頭が1985年初めに死亡した。この牛の脳がロンドン近郊にある英国中央獣医学研究所に送られ、そこで検査したところ、その脳には無数の小さな穴があり、スポンジ（海綿）のように見えた。実はこれが世界で初めての牛海綿状脳症、すなわちBSEの発病牛だった。しかし、その時には何かの中毒ではないかと判定された。

ところが、その後、同じような症状の牛が続いて何頭も見つかり、その牛の脳にも同じような変化が見られたため、英国政府は1986年末になってこれを牛の新しい病気と認め、BSEと名付けた。BSEの潜伏期が約5年であることから考えると、1984年に発病した牛がBSEに感染したのは1979年頃ということになるが、牛には戸籍がなく、その年齢はよく分かっていない。

その後の英国の状況はまさに悲劇だった。英国政府は1988年に肉骨粉が感染の原因ではないかと疑って、これを全面禁止したのだが、その後もBSE発病牛の数は毎月倍々と増えてゆき、1992年には年間3万6千頭にもなった。しかし、実は、英国政府の対策は正しく、1988年以後、BSEに感染する牛は激減したのだ。ところが、その効果が目に見えるようになるのは5年後であり、現在観察しているのは5年前に感染した牛の数だ。こうして、英国政府は「対策が不十分」という非難を5年間耐え忍んだ。そして1993年から発病牛の数は減少に転じて、対策が正しかったことがやっと証明された。

2013年、世界中のBSEの数は、英国で3頭、アイルランドとポーランドで各1頭の合計5頭まで減った。あと数年で、英国からも世界からBSEは消えるだろう。その唯一の対策は「肉骨粉の禁止」なのだ。

新型ヤコブ病

以上が英国での経緯なのだが、本当の悲劇はその後に起こった。BSEの数が大きく減りだした1995年、英国の若者が奇病にかかった。老人は100万人に1人の割合でクロイツェルフェルトヤコブ病、略してヤコブ病にかかる。病人の脳には海綿状に無数の穴が開き、脳が破壊されて死ぬ。奇病の若者の症状はヤコブ病とよく似ていたので、新型ヤコブ病と命名された。そして、英国政府は、1996年に、BSEが人間に感染して新型ヤコブ病を引き起こした可能性を認めた。

「BSEは人間には感染しない」という政府の言葉を受け入れて牛肉を食べ続けていた英国国民の間に一気に恐怖が広がった。新型ヤコブ病患者はその後増え続けて、2000年には年間28人に達した。しかし、2001年以後は減少に転じて、2012年はゼロ、2013年は1人である。

新型ヤコブ病の原因は、ＢＳＥと同じように、病原体であるプリオンを食べたことによる。病原体は脳と神経に蓄積するが、牛肉には蓄積しない。だから、感染は脳や神経を食べたことによると考えられる。食肉処理場で牛肉を骨から分離するとき、背骨の周囲には肉片が残るので、背骨を機械でつぶして肉片を回収し、ハンバーグなどの安価なひき肉製品に使われていた。ところが、牛の背骨の周辺にはたくさんの神経組織が付いているので、その神経組織が機械回収肉に混じり、そこに病原体が入っていた可能性もあった。

英国政府は１９８９年には「念のための措置」として、脳や脊髄などの「特定危険部位」を食用にすることを禁止し、１９９５年には機械回収肉も禁止していた。だから、１９８９年以後は新型ヤコブ病の発生はほぼ完全に阻止されたと考えられる。にもかかわらず対策の効果が出たのが２００１年だった。これは、ＢＳＥと同様に、潜伏期のためである。新型ヤコブ病の潜伏期は約12年で、ＢＳＥの潜伏期約5年の2倍以上だった。

牛から人への病原体の伝達は「動物種の壁」のため極めて稀である。英国では18万頭ものＢＳＥ発症牛が見つかったが、これらの牛は病死し、その肉は焼却処分されたので、だれも食べていない。しかし、その影には多数の潜伏期の感染牛がいた。世界保健機構（ＷＨＯ）の推定では、英国には潜伏期のＢＳＥ感染牛が約１００万頭存在し、その半数以上が食用になった。１９８８年以後は特定危険部位を食用禁止にしたので新たな患者の発生を防ぐことはできたのだが、それ以前に感染した患者は２０１４年３月までに１７７名になっている。要するに、「特定危険部位の食用禁止」が新型ヤコブ病の唯一の対策なのである。

英国政府のＢＳＥ対策については、誤解に基づく批判がある。例えば、ある研究者は次のように述べている。『リスクに関する意思決定を専門家に頼りすぎることは、時間的に切迫した状況だけでなく、長期にわたる事件でも悲劇を生んでいる。たとえばイギリスにおけるＢＳＥ問題においては、１９８６年に問題が発覚してから１９９６年に人間への感染を公式に認めるまでの10年の対応の遅れが感染拡大を招いた。』（吉川肇子著「リスクとつきあう・危険な時代のコミュニケーション」）。人への感染防止対策が１９９６年まで行われなかったと誤解しているための批判だが、実際には英国政府は１９８９年に「特定危険部位」の食用を禁止し、この時点で人への感染は防止されていた。だからこそ、新型ヤコブ病の患者数は２０００年をピークにして、対策の12年後の２００１年から下がり続けているのだ。

１９９６年の新型ヤコブ病の発見により英国では牛肉に対する恐怖感が広がり、畜産業は壊滅的な打撃を受け、政府は強力な対策を求められた。そこで考えられたのが、30カ月以上の牛をすべて殺処分にするという過激な対策だった。「30カ月令」とよばれるこの措置が取られたのは、「発病した牛は食用から外しているけれど、潜伏期間のＢＳＥは発見できない。発病は平均５歳なので、発病年齢に近い牛は食用から外そう。しかし、牛には戸籍がないので、月齢が分からない。月齢の目安は、第2臼歯が生えていれば30カ月以上という昔から使われている方法しかない。それでは、奥歯を見て30カ月以上かどうかを判定しよう」という経緯だった。こうして370万頭もの牛が焼却処分され、政府が税金でその補償を行ったが、あまりの負担の大きさもあり、その後、30カ月齢以上の検査に変更した。

全頭検査

ＢＳＥの検査法には2種類ある。その1つは、脳に海綿状の穴が開いていることを顕微鏡で確認する方法である。2番目は、脳に病原体が溜まっているのかを特殊な方法を使って確かめる方法である。これは顕微鏡で確認する方法よりずっと短時間で結果が出るので、「簡易検査法」として、食肉処理場での検査に使われている。

これまで検査の話が出てこなかったのは、ＢＳＥの簡易検査法が完成したのが２０００年だからだ。そのころにはフランス、スイス、ドイツなどヨーロッパ各国にＢＳＥが飛び火して、各国で大きな騒動になっていた。そこでＥＵは30カ月以上の牛を殺処分するかわりに検査することにした。

検査は牛の脳に溜まった病原体の量を測るものだが、牛が感染してから脳に病原体が溜まるまでに5年近い年月がかかり、検査で感染が分かるのは発病の約半年前、すなわち4歳半になってからだ。実際に、検査でＢＳＥ感染が発見される牛の99％以上が生後30カ月以上だった。牛は生後1年以内にＢＳＥに感染するのだが、最初は脳内の病原体の量が少なく、長い年月を掛けて次第に蓄積して、4、5歳になってやっと十分な量が脳に溜まって、検査で発見されるのである。これは4、5歳以下の感染牛を検査しても「感染していない」ことになってしまうという、大きな問題を含む。だから「検査結果が白」ということは必ずしも「ＢＳＥに感染していない」ことを意味しない。

日本で食用になる牛は4種類ある。その1つはホルスタイン種と呼ばれる乳牛の雄で、平均20カ月で食用になる。2番目は黒毛和種と呼ばれる肉牛で、一般には和牛と呼ばれ、約30カ月で食用になる。3番目は交雑種と呼ばれる牛で、黒毛和種の雄とホルスタイン種の雌の子どもなどであり、26カ月程度で食用になる。ということは、ほとんどすべての牛が3歳（36カ月）以下で食用になり、それらの牛がＢＳＥに感染していても検査では「白」になる。

一方、ホルスタイン種の雌は乳牛として長期間飼育され、6～7年で食用になる。だから、乳牛の雌だけは、ＢＳＥに感染した時には検査で発見できる可能性がある。もちろん、感染牛が7歳まで生きたとしても、脳内の病原体の量が少なければ、検査では「白」になる。

これまで日本で発見された36頭の感染牛を月齢別に見ると、20カ月台は2頭、30カ月台はゼロ、40カ月台は1頭、50カ月台は2頭、60カ月台は12頭、70カ月台以上は19頭である。20カ月台の2頭については、その後の検討で、ＢＳＥを感染させる力がないことが分かったので、検査で発見された「本当のＢＳＥ」の最低月齢は48カ月になる。

種類別に見ると、36頭中30頭が乳牛、４頭が黒毛和種、２頭がホルスタイン種の雄（20カ月台の2頭）だった。乳牛が圧倒的に多いのは、乳牛にＢＳＥが多かったというより、その他の牛のＢＳＥが見逃されたためと考えられる。

こうして、日本人は検出限界を下回る感染牛を何頭も食べたことは確実である。英国での例から、１００万頭のＢＳＥ感染牛の特定危険部位を食べると１７７名の感染者が出る可能性があるのだが、日本の感染牛で食用になったのは１００頭以下だろう。ということは、日本では患者が出る可能性は限りなくゼロに近い。そして２００１年10月以後は特定危険部位を除去したので、感染の可能性はなくなっている。実際に、日本人１人が新型ヤコブ病に感染したが、これは英国で感染したものと考えられている。

ＢＳＥ対策の国際的な司令塔がパリにある国際獣疫事務局（ＯＩＥ）である。ＯＩＥはＢＳＥ検査の目的について、「その国にＢＳＥが存在するのか、どの程度広がっているのか、ＢＳＥ対策が有効であったのかなどを知るため」とし、牛肉の安全を守るための意味はないとしている。ＥＵ各国で30カ月以上の牛を検査しているが、これは消費者の「安心」のためであり、だから「すべての牛の検査」ではなく、８割程度しか検査をしていないという。もちろん、ＢＳＥを１００％検出できるような検査法があれば、重要な「安全対策」になる。しかし、当時も現在も、そのような検査法は存在せず、ＢＳＥの一部を「確実に」見逃すので、検査結果を信頼できないのである。

日本のＢＳＥ

２００１年9月、千葉県で日本初のＢＳＥが発見された。ヨーロッパ各国でＢＳＥが蔓延し、これがいずれは日本にも上陸することが懸念され、その時のためにＢＳＥ検査の予行演習を行っている時、顕微鏡による検査で脳に海綿状の穴がある牛が見つかったのだ。

多分、１９９０年以前にヨーロッパから輸入された汚染肉骨粉により日本の牛がＢＳＥに感染し、その感染牛から作られた肉骨粉によりＢＳＥが日本に広がり、そのうちの１頭が見つかったのだろう。日本では１９９６年に肉骨粉を牛に与えないよう農林水産省から通達が出されたが、罰則のない通達が完全に守られることはなかった。

国内で見つかった36頭の感染牛はすべて潜伏期間中に検査で発見されたものであり、発病した牛はいない。ＢＳＥは多量の病原体を食べると早い時期に発症すると言われるので、発症した牛が見つかっていないことは、日本での汚染肉骨粉には少量の病原体しか含まれていなかったものと推測される。

これまでに見つかった36頭のうち、最後の感染牛が生まれた時期は２００２年1月で、それ以後に生まれた牛でＢＳＥに感染した例はない。それは２００1年10月に罰則付きで肉骨粉の禁止を行ったためである。もしこの禁止令が直ちに守られたのであれば、２００２年1月生まれの牛がＢＳＥに感染することはないはずである。この牛は20カ月台で感染性がないことが分かっているのでＢＳＥとは考えられず、禁止令は完全に守られたと推測される。

ＢＳＥの発見以後、政府は肉骨粉の禁止により牛から牛へのＢＳＥ感染を防止した。また、脳や神経などの「特定危険部位」の食用を禁止して、人が新型ヤコブ病に感染するリスクを無くした。これらはＯＩＥの対策に従ったものである。ＯＩＥはさらに3番目の対策として、ＢＳＥがどのくらい広がっているのか、対策の効果があったのかを知るために、一部の牛を検査するように求めている。

そこで、厚生労働省は、ＯＩＥが求める検査よりずっと広い範囲の検査を行っているＥＵを参考にして、30カ月以上の牛を全て検査することを計画した。すると、「検査をするなら若牛も含めてすべての牛を検査すべき」という意見が出てきた。厚生労働省は30カ月以下の牛を検査してもＢＳＥを発見できないことを説明したが、これはほとんど無視されて、自民党は「風評被害を防ぐ対策が必要」として、すべての牛を検査することを厚生労働大臣に申し入れたほか、農林水産大臣も「検査した牛肉としていない牛肉が並ぶことは消費者に不安を与える」として全頭検査の必要性を繰り返し表明し、消費者団体もまた全頭検査を強く要望した。このような強い要望に負けて、厚生労働省は「消費者の不安を解消するため」として、若牛を含む全頭検査に踏み切った。

ところが、政治家を始め多くの人が、全頭検査は「安心のため」ではなく、「安全のため」と誤解した。その一つの例が２００３年2月10日の朝日新聞に掲載されている記事だ。パリのＯＩＥ本部にバラ事務局長を訪問した自民党ＢＳＥ調査団は、「日本は世界一厳しい検査体制を敷いているので、日本のＢＳＥ対策は万全」と自慢した。ところがバラ事務局長から「30カ月未満の牛を検査してもＢＳＥが発見できる可能性は低く、評価できない。日本政府は消費者への配慮でやっているとのことだが、それは政治の問題であり、安全の問題ではない」と批判されたのだ。

消費者が安心しなければ牛肉の消費は落ちてしまい、国の経済に大きなマイナスになるので、安全対策だけでなく安心対策も重要である。英国は「30カ月令」、ＥＵは「30カ月以上の検査」、そして日本では「若牛を含む全頭検査」を安心対策にし、米国は安全対策しか行っていない。しかし、政治家、マスコミ、そして消費者までが安心対策と安全対策を混同した国は日本だけである。そして、一度始めた安心対策を止めることは簡単ではなく、検査月齢を少しずつ緩和して、現在も英国、EU、日本は48カ月以上の検査を行っている。

米国のBSE

2003年5月にカナダで、そして12月には米国で、それぞれ1頭のBSE感染牛が発見された。米国で発見された感染牛はカナダからの輸入牛だった。牛肉消費量の4分の1以上を米国に依存する日本は、直ちに輸入禁止措置を取った。

問題は米国産牛肉の輸入再開交渉だった。農林水産大臣は、「輸入再開の条件として、全頭検査を義務付ける」と述べたのだ。しかし米国側はこれを科学的ではないとして拒否し、日本では「日本の対策こそが正しいのに、全頭検査を拒否するとは何事だ」という怒りの声が広がった。

この問題を検討するために日米の専門家会議が設置されたが、その会合で日本側は全頭検査には限界があり、若い牛のBSE感染が検出できないという科学的な事実を認めざるを得なかった。その結果、日本政府は検査月齢を20カ月以上に変更することを食品安全委員会に諮問し、同委員会はこの変更は安全性に影響がないという結論を出して、検査月齢が変更された。そして、20カ月齢以下の米国産牛肉の輸入が認められた。

ところが、メディアも国民も、輸入再開は米国の圧力によるものであり、全頭検査をしない米国産牛肉の輸入は国民の健康を無視したものとして反発し、審議を行った食品安全委員会の専門委員を輸入再開の促進派と慎重派に色分けして、前者に対して「御用学者」、「米国の手先」などのレッテル貼りが行われた。

米国のＢＳＥ対策はＯＩＥ基準に沿ったものであり、米国政府が組織した国際諮問委員会からも十分な対策として評価を受けていた。そして、米国は日本とともに「無視できるＢＳＥリスク」すなわち、ＢＳＥがない国としてＯＩＥにより認定された。国際的には、日本と米国の対策はほぼ同じであると評価されたのだ。その後、２０１３年に日本は「過去11年以内にＢＳＥの発生がないこと」、そして「肉骨粉の禁止が8年以上実施されていること」という条件を満たしたため、ＯＩＥから「ＢＳＥがない国」と認定された。

全頭検査は世界中で日本だけが実施した国民向けの「安心対策」だった。しかし、政府はこの事実を国民に十分に説明しなかったため、国会議員までが「全頭検査は最重要の安全対策」と誤解してしまった。そして、この事実は国民にはまだ十分に知られていない。そのような「情報隠し」と「自分に都合がいい方向に情報を捻じ曲げる」政府の体質が、その後の福島原発事故に関する政府情報にも引き継がれているのではないだろうか。

国会議員の誤解

米国産牛肉の輸入が再開されてから4年近くが経過した2009年、食品安全委員会委員の交代があり、BSE問題を検討した専門調査会座長が新しい委員の候補として国会審議に掛けられた。ところが野党は「輸入再開に事実上お墨付きを与える答申をまとめた」責任者として、この人事案件を否決した。

リスク評価者は科学だけに基づいてリスクを見積もるのが役割であり、輸入再開の決定は政治と行政、すなわちリスク管理者の役割である。ところが、野党議員は輸入再開の責任をリスク評価者に負わせるという重大な間違いを犯した。この問題については、日本学術会議金澤一郎会長が『「食品安全のための科学」に関する会長談話』と題する異例の談話を発表して、このような事態の再発防止を求めている。

リスク評価やリスク管理に協力する科学者の数はそれほど多くない。そして、その多くが大学等に勤務しながら国の施策に協力している、いわばボランティアである。そのような科学者が国の施策決定の責任を転嫁されて非難される事例があるということは、科学者の間には「研究に専念しているほうが楽しいし、問題も起こらないから、社会の問題に関わるのは止めておこう」という風潮を広げることにもなる。政策の決定はあくまで政治の役割であり、科学者は助言者としての役割に徹し、政策決定を制約することはないという役割分担の存在が広く認められなければ、このような事態は繰り返し起こることになろう。

政治家だけでなく、リスクコミュニケーションの研究者でさえリスク評価とリスク管理を混同して、次のように述べている例がある。『リスク専門家と同様に、一般の人々が持つ多様な価値観も尊重され、検討されることによってリスクに対する評価が決定されねばならない。単にリスク専門家だけが、その狭い専門領域だけの合意でリスクを評価することがあってはならない。』（吉川肇子著「リスクとつきあう・危険な時代のコミュニケーション」）

リスク評価とは、科学以外の要素の介入を拒絶すべき分野である。ここに「科学的根拠」ではなく、「一般の人々が持つ多様な価値観」を持ち込んでリスクを評価し、「消費者寄り」とか「事業者寄り」などの恣意的な評価結果を出したら、中立公正であるべきリスク評価の存在意義は失われることになる。一方、「多様な価値観」はリスク管理策の決定の際に考慮されるべきものである。リスク管理の仕組みについての教育が全く行われていないことが多くの誤解を生んでいるものと考えられる。

第六章　誤解の損害

安全の問題については数々の誤解があり、社会的な混乱を引き起こし、損失をもたらしている。その多くは、小さなリスクを大きいと誤解して恐れ、その受け入れを拒否するものであり、その代表的なものが、ＢＳＥ、中国産輸入食品、化学物質、低線量放射線、遺伝子組み換え作物である。

逆に、リスクが大きいものを、小さいと誤解している例もある。それがいわゆる健康食品であり、その成分が化学物質であることを知らないため、あるいは「良い科学物質と悪い化学物質がある」という誤解である。これらのうち、低線量放射線とＢＳＥについてはすでに述べたので、ここではそれ以外の問題について取り上げる。

中国産輸入食品

２０１３年９月、「ビートたけしのＴＶタックル」に出演した。テーマは２つあり、前半は「中国産食品の安全性」、後半は「食品表示」だったが、この２つのテーマは深いつながりがあった。それは、中国産食品は危険だから、中国産かどうか分かるように表示してほしい、という流れだった。その背景には、週刊誌を中心にして「中国食品危険論」がさかんに流されていたこともある。それでは中国産食品は危険なのだろうか。

歴史をさかのぼると、１９６０年代以後、日本が経済的に豊かになると外食の機会が増えた。さらに、家庭に冷蔵庫と電子レンジが普及するとともに、食品の冷凍技術が発達して、冷凍した加工食品を解凍するだけで手軽に食事の準備ができるようになった。これを家庭での調理と外食の中間の形式という意味で、「中食」と呼び、働く女性の増加やコンビニの増加に後押しをされて、１９７０年代から広く普及した。日本冷凍食品協会によれば、１９６９年に10万トンだった冷凍食品の生産量が10年後の１９７９年には50万トンと5倍に伸び、１９９０年には10倍の１００万トンを超えている。

このような大幅な増加を支えるためには、大量の農畜産物を安価で購入するシステムと、それを食品に加工して冷凍するための大きな工場が必要になり、日本の大手食品会社は主に中国とタイに進出して農畜産物の集荷と冷凍食品の生産に乗り出した。その結果、冷凍食品の輸入量は１９７０年代から増え始め、２００３年には22万トン、２００７年には32万トンに増えたのだが、２００９年にはこれが20万トンまで激減した。その原因が「冷凍ギョウザ事件」だった。その影響は大きく、いまだに「中国産食品は危険」と信じる人が多く、中国からの冷凍食品の輸入量は現在も２００７年のレベルを下回っている。

「中国産は危険」という「常識」ができたきっかけは、２０００年から２００２年にかけて、中国産のダイエット食品、いわゆる「やせ薬」で大きな問題が起こったことだ。「やせ薬」

のなかに、食欲抑制剤Nニトロソフェンフルラミンややせ薬シブトラミンが加えられ、これらの薬物には肝機能障害を起こす副作用があったため、インターネットなどを通じて個人輸入して服用した796人が体調を崩し、4人が死亡したのだ。

さらに、2002年3月、民間団体が中国産冷凍ホウレン草から規制値を超える農薬「クロルピリホス」を検出し、国は検査件数を2倍に強化した。すると5月に別の農薬「ディルドリン」の基準違反が見つかり、政府は中国に原因調査を要請、6月には中国政府にホウレン草の輸出自粛を要請するとともに、検査件数を8倍に増やした。違反の程度は軽微で健康に影響が出るようなものではなかったが、「中国産食品は危険」という評判が定着して、7月に政府は輸入業者に輸入の自粛を指導し、冷凍ホウレン草の輸入は完全に止まった。

食品ではないが、2006年から2007年にかけて南米パナマでジエチレングリコールが混入した中国製咳止めシロップで365人が死亡するという大事件が発生し、致死量のジエチレングリコールが混入した中国製歯磨きも発見された。さらに、2008年には中国国内でメラミンが混入した粉ミルクが原因と思われる乳幼児の腎結石等の被害が報道された。日本でも中国製乳製品からメラミンが検出され、大きなニュースになるとともに、中国産食品は危険という評判をさらに広げた。

同じ2008年、中国の天洋食品が製造し、日本生活協同組合連合会が販売した冷凍ギョウザに混入した高濃度の殺虫剤「メタミドホス」により、千葉県と兵庫県で3家族10人が中毒症状を起こした。「中国産食品はやっぱり危険だ、厳しく検査すべきだ」という声の中で、検査件数が大幅に増やされた。その結果、基準をわずかに超える量の違反が相次いで発見され、これが連日大きく報道され、恐怖感が広がり、大手小売店では中国産冷凍食品の取り扱いを中止し、その輸入量は大幅に減った。

こうして広まった中国産輸入食品の悪評だが、それでは、中国からの輸入食品は他国からの輸入食品に比べて危険なのだろうか。安全性の指標として、厚生労働省の輸入食品監視統計がある。

日本に輸入される食品は、食品衛生法により、輸入業者が厚生労働大臣に対して届け出ることになっている。届出は全国で32カ所の検疫所食品監視窓口で受理し、その食品が食品衛生法に違反していないかについて食品衛生監視員が書類を審査し、その一部は検査を行っている。検査は高度な技術と精密な機器を必要とするため、横浜と神戸検疫所に設置された輸入食品検疫検査センターで行っている。検査項目は抗生物質、残留農薬、添加物、病原微生物、大腸菌群、貝毒、カビ毒、安全性が未審査の遺伝子組み換え食品、認められていない放射線照射の有無などである。

これらの検査結果は、輸入食品監視統計として厚生労働省のホームページで公表されている。これを見ると、２０１２年の違反率は、輸入件数が多い国の順に、中国０・22％、米国０・81％、フランス０・20％、タイ０・71％、韓国０・45％で、中国からの輸入食品の違反率は米国や韓国より低い。

それでは、輸入食品の安全性は国産食品に比べて低いのだろうか？東京都および特別区で実施された食品の２０１２年度の違反件数を見ると、国産食品が０・19％、輸入食品が０・11％で、国産食品のほうが違反が多い。とはいえ、違反は共に０・２％以下、すなわち１０００件に１、２件の違反にすぎない。また、重要なことは健康に被害を出すような重大な違反がなかったということである。それは、規制値が非常に厳しく設定されているので、これをわずかに超えた程度では食中毒を起こすことはないからだ。このように「中国産食品は危険」という主張を裏付ける根拠は見つからない。

ＴＶタックルでは「違反率が低いことは認めるけれど、違反の内容が重大だ。マラカイトグリーンが見つかっている」と言う出演者がいた。マラカイトグリーンは観賞魚の水カビ病の治療などに使用されているが、発がん性化学物質である可能性があるため、念のために食用の魚での使用は禁止されている。中国でも２００２年から禁止になっているのだが、昔使っていたものが養殖池などに残留し、これが養殖ウナギに取り込まれたものと考えられている。その量は微量で、厚生労働省は「今回、中国産鰻から検出されたマラカイトグリーンの濃度は微量であるため、健康への影響はない」と言っている。使用禁止の農薬が見つかったのは中国だけではない。日本でも、以前は許可されていた農薬が様々な理由で使用禁止になっている。しかし、農家に残っている農薬を引き続き使用する例が後を絶たないため、各都道府県は農家に注意を呼びかけている。「日本は安全、中国は危険」という思い込みではなく、実情を知ることが大事だ。

２００２年の中国産冷凍ほうれん草事件と、２００８年の中国産冷凍ギョウザ事件には重要な類似点がある。それは「検査率に対する誤解」である。国産食品も輸入食品も１０００件検査すれば数件の違反が必ず見つかる。だから、中国産食品の検査率だけを８倍に増やしたら、発見される違反件数も８倍に増える。これを毎日大きく報道すれば、当然のことながら中国食品に対する恐怖感は強まる。一方で、報道した側も消費者側も全く気が付いていなかったことは、国産食品でも検査率を８倍に増やせば発見される違反件数も８倍になるという統計的な事実である。このように、中国食品の違反件数が多く見えたのは、違反の実数だけを見て、違反率を見なかった、という単純な誤りであり、「中国食品が危険」という誤解は、統計学についての基本的な知識の欠如が広げたものなのだ。

中国産でも国産でも、違反が起こる原因の一つは、規制値が厳しすぎることである。例えば２００２年に問題になったクロルピリホス残留基準を見ると、アスパラガスは５ｐｐｍ、京菜や小松菜は1ppmであるのに対してホウレン草では0・01ppmと100倍以上厳しい値になっている。だから、例えば0・5ppmのクロルピリホスが残留していても小松菜では何の問題もないが、ホウレン草では「基準の50倍も入っていた」ということになる。もちろん、基準違反は厳しく取り締まらなくてはならないが、小松菜に付着していてもホウレン草に付着していても、同じ量の農薬であれば同じ影響があることも知っておく必要があるだろう。

冷凍ギョウザ事件については、農薬の濃度が異常に高いことから、当初から犯罪事件だろうと推測され、実際に事件から約2年後に、天洋食品の元従業員が冷凍ギョウザに注射器を使って農薬を混入させた容疑で逮捕され、無期懲役の刑を宣告された。冷凍ギョウザ事件は犯罪事件であり、中国食品の安全性の問題ではなかったのだ。

中国食品に関する様々な誤解については、厚生労働省もホームページの「輸入食品監視業務FAQ」の中で解説しているが、よくある質問の中から2つについて答えを示しておく。

「輸入食品の約1割しか検査が実施されていないと聞くが、なぜ100%検査しないのか」という質問が多いが、2012年度には日本は約210万件、約3341万トンもの食品を輸入している。このような多量の食品をすべて検査することは不可能である。また、食品の検査は「破壊検査」で、食品をすりつぶして検査するので、全部を検査したら、すべてを廃棄することになる。そこで、輸入食品の安全性は3段階の手順で守られている。第1段は、輸出国における衛生対策で、中国国内での検査と、輸出時の中国政府による検査がある。輸入冷凍食品については日本の企業が農作物の段階から最終製品に至るまでの安全管理を厳しく行っている。第2段は食品が国内に入るときの水際（輸入時）検査で、食品に添付された書類検査により違反がないかを確認し、確認のため一部については検査を実施している。そして、第3段が、国内で流通している食品の検査で、地方自治体が店頭の食品の抜き取り検査も行っている。

「検査で見逃した違反食品に猛毒化学物質が入っていたらどうなるのか」という質問も多い。たしかに、全体の1％以下ではあるが、国産食品、輸入食品とも、見逃した違反食品が市場に出ている可能性がある。そんな見逃し食品が「猛毒」なら被害者が出るはずだが、実際に食中毒が起こった事例はない。それは、3段階の安全管理が機能し、違反食品に猛毒が入ることを防いでいるためである。これまでに見つかった多くの違反は、食品衛生法で定める厳しい基準をわずかに超えたものばかりで、それを食べても健康に影響がない量だった。

注意が必要なことは、中国産食品は二極化していることだ。日本への輸出食品は日本企業の厳しい監督のもとに安全が守られているので、違反率は低い。しかし中国国内の食品には安全性に不安があるものもあり、そのようなニュースが伝えられると、輸入食品にも問題があると勘違いしてしまう。これも誤解の要因の一つだ。

中国産冷凍ギョウザ事件は中国だから起こったと言う人がいたが、２０１３年末、アクリフーズ群馬工場で製造した冷凍食品から高濃度の農薬が検出されるという事件が発生した。冷凍食品に高濃度の農薬を注入するという、中国産冷凍ギョウザ事件と全く同じ手法の犯罪だった。犯罪はどこの国でも起こりうることが改めて証明されたとともに、「食品テロ」の対策が必要であることを、これらの事件は示している。

ＴＶタックルでも、中国産食品は二極化しているという話が出た。たしかに日本に輸出される食品の安全性は高いのだが、中国国内の食品に問題があり、それが大きく報道されると、中国産食品全体のイメージが悪くなる。中国国内の情況を日本のそれと比較すると、食品の安全性は低く、毎年数百人から千人を超す食中毒死亡者が出ていた日本の戦後の混乱期、そして、公害がまん延して隅田川が汚染して魚も住めない「死の川」になっていた高度経済成長の時期と似ている。中国国内食品の安全レベルが向上すれば、中国産輸入食品に対する誤解も解けるのだろうが、それまでにはもう少し時間がかかるだろう。

「天然・自然」信仰

日本人の死亡率の第一位はがんであり、死亡原因の約30%を占める。がんの2つの大きな原因はタバコと不適切な生活習慣である。タバコは多数の発がん性化学物質を含むが、タバコ以外にも発がん性の化学物質を含む食品がある。それは野菜と果物である。といっても、それは残留農薬や食品添加物ではなく、野菜や果物が含む天然の化学物質である。

一部の化学物質ががんを引き起こすのは遺伝子に傷をつけるためだが、これを調べるための簡略な試験法を開発したのが米国のエイムス博士で、博士はその功績で1997年度の日本国際賞を受賞した。この賞は松下幸之助氏の提案で作られた、ノーベル賞に匹敵する世界的な賞である。そのエイムス博士が1990年に発表した「食品中の農薬の99・99%は自然の物質」と題する論文の中で、野菜と果物が含む発がん性化学物質について調べている。

植物がビタミンやミネラルをはじめとして多くの化学物質を持つこと、そして野菜や果物ごとに独特の化学物質を持つことはよく知られている。朝鮮人参のジンセノシド類、唐辛子のカプサイシン、ショウガの6ジンゲノール、ニンニクのアリシン、お茶のタンニン、除虫菊のピレスロイド、青梅の青酸配糖体、チョウセンアサガオのアトロピン、トリカブトのアコニチンなど、その種類は多い。

植物が多くの化学物質を持つのは微生物から身を守り、昆虫や動物の食害を防ぐためである。他の植物の生育を抑制する化学物質を出して、自分だけが大きく育つ植物もある。それぞれの植物は独自の天然化学物質を含み、1種類の植物はおそらく数十種類の天然化学物質を含む。例えば、キャベツには49種類の天然化学物質が含まれている。我々はそれらの化学物質を生薬、漢方薬、サプリメント、染料、香料などに利用している。

野菜の天然化学物質の含有率は乾燥重量の数%程度と考えられ、例えば乾燥したアルファルファの新芽の1・5%がカナバニン、乾燥コーヒー豆の4%がフェノール類である。植物が昆虫や動物による食害などのストレスを受けると、天然化学物質の量を増やしてこれに対抗する。例えばリマ豆は23種類の天然化学物質を含み、ストレスを与えたときにその量は100倍以上増加する。その量は時には人間にとっても有害な量に達する可能性もある。

エイムス博士は、野菜や果物が含む天然化学物質の量から、米国人が毎日約1・5gの天然化学物質を食べていると推定している。その内容は、米国人は平均して毎日約13gの焙煎コーヒーを飲むが、その中にはクロロゲン酸、ネオクロロゲン酸、カフェ酸、カフェインを765mg、フェノール類を数100mg、フラボノイドとグルコシノレートを数100mgが含まれる。また豆類からサポニンを100mg、ジャガイモとトマトから多種類の化学物質を100mg程度食べている。小麦粉や白米はほとんど天然化学物質を含まないが、全粒小麦、玄米、トウモロコシは数１００mgの化学物質を含む。

　農林水産省「野菜等の硝酸塩に関する情報」によれば、ホウレン草、小松菜、チンゲン菜、サラダ菜、春菊などの野菜は１kg当たり３０００mg（３g）から５０００mg（５g）の硝酸塩を含んでいるので、これらの野菜を１００g食べると０・３から０・５gの硝酸塩を摂取することになる。ただし、調理の過程で硝酸塩の一部が失われるので、実際にはこれより少なくなる。一方、野菜は硝酸塩以外の化学物質も含む。さらに緑茶飲料の中には数１００mgのカテキン類を含むものもあり、コーヒーや紅茶にも多くの化学物質が含まれる。従って、日本人が摂取する食品由来の天然化学物質の量は米国人の摂取量とそれほど変わらないだろう。

　こうして我々は多くの種類の天然化学物質を食べているが、天然化学物質の中で発がん性試験を行ったものは非常に少ない。エイムス博士の調査では、発がん性についての動物実験が行われた１０５２種類の化学物質のほとんどが人工化学物質であり、天然化学物質はたった52種類しか調べられていない。ところが、その約半数である27種類に発がん性が認められたのである。そして、この27種類の発がん性天然化学物質は、スーパーマーケットに並んでいるほとんどすべての果物と野菜に含まれている。さらに、焙煎したコーヒーには８２６種類の揮発性化学物質も含まれている。これらがコーヒーの香りの原因物質なのだが、そのうち21種類について試験を行ったところ、16種類に発がん性があった。カップ１杯のコーヒーには少なくとも10mgの発がん性化学物質が含まれている計算になる。

このようにして米国人が毎日食べている約1・5gの天然化学物質には、おそらく5000から1万種類の化学物質が含まれている。その中で発がん性を調べたものはたった52種類しかないが、その約半数は発がん性化学物質であった事実から単純に推測すると、1・5gの天然化学物質のうち約半分の0・7gは発がん性である可能性がある。

食品には残留合成農薬、食品添加物、そしてPCBのような合成化学物質も含まれている。米国食品医薬品局の調査結果では、米国の食品には105種類の合成化学物質が含まれていた。そして米国人はこれを一日1人当たり0・09mg食べていた。その量は、米国人が食べている一日1人当たり1・5gの天然化学物質の約1万分の1である。そして、その約半分に当たる0・04mgの合成化学物質は4種類の化学物質、すなわち、プラスチックス添加剤である燐酸エチルジフェニル、農薬であるクロルプロファムとマラチオンとジクロランであり、これらはすべて発がん性化学物質ではない。残りの0・05mgの化学物質については発がん性試験を行っていないが、それらすべてが発がん性を持つとは考えられないので、食品中に含まれる発がん性合成化学物質の量は0・05mg以下と考えられる。それは天然の発がん物質0・7gの1万分の1に当たる。

その他に、加熱調理により食品が焦げると多くの種類の化学物質ができるが、米国人はそれを毎日約2g摂取している。それらの中には多環式炭化水素、ヘテロサイクリックアミン類、フルフラル、ニトロソアミン類、ニトロ芳香族化合物など多数の発がん性化学物質が含まれる。

この事実から、エイムス博士が疑問を投げかけるのは「自然の野菜は安全」という信仰であり、さらには「無農薬野菜」の意味である。農薬については、発がん性があるものは一切使用できない。さらに、残留農薬の基準は一生の間毎日食べ続けても有害な作用がない「一日摂取許容量」以下に設定されている。その結果、食品から検出される農薬などの合成化学物質の量は、野菜や果物から毎日摂取する約1・5gの天然化学物質の1万分の1に過ぎない。だから、無農薬野菜とは、野菜や果物が含むすべての化学物質の量を1万分の1だけ減らすに過ぎず、「無農薬野菜は安全」という根拠は全くないのである。

同じことが「無添加」についても言える。食品添加物にも発がん性のものはなく、しかもその量は「一日摂取許容量」以下であり、だから食品添加物を使用しないことが食品の安全性を高めるなどということはあり得ない。例を挙げると、食肉製品の発色などのために使用される亜硝酸塩は嫌われることが多い食品添加物だが、体内で亜硝酸塩に変化する硝酸塩の摂取量を調べた結果では、日本人は年齢にかかわらず一日摂取許容量を超過する量の硝酸塩を摂取している。そして、その大部分が野菜に含まれている天然の硝酸塩であることはすでに述べたとおりであり、食品添加物に由来するものはごくわずかにすぎない。

逆に言うと、食品添加物の使用基準を野菜に当てはめると、多くの野菜の食用を禁止しなくてはならなくなる。しかし、日本でもEUでも野菜が含む硝酸塩のリスクより野菜を摂取することの利益のほうが大きいとして、野菜の食用禁止は行っていない。野菜が含む硝酸塩よりずっと少ない量がハムなどの食肉製品に入っているからといって、これを嫌うことや、「食品添加物の量はなるべく減らすべきだ」といった意見には、何の科学的な根拠もない。

それでは、野菜や果物は食べないほうがいいのだろうか？　エイムス博士は、野菜や果物が含む発がん性の天然化学物質の量が少ないので、これが人間のがんを引き起こす可能性は小さいと付け加えている。野菜や果物とがんの関係を調べたのが、厚生労働省研究班「多目的コホート研究（ＪＰＨＣ研究）」である。その報告を見ると、野菜や果物の摂取量とがんになるリスクとの関連は見られていない。

個別のがんと野菜や果物の摂取量との関係を見ると、胃がんについては、野菜・果物を「ほとんど食べない人」より、「週1日以上食べる人」のほうが発生率が低かった。しかし、野菜・果物を食べる頻度をさらに多くしても、それ以上の効果はなかった。

食道がんには、扁平上皮がんと腺がんとがある。日本人の食道がんの大半を占める扁平上皮がんは飲酒・喫煙との関連が強く、男性に多い。そして、扁平上皮細胞由来食道がんのリスクは、野菜・果物の高摂取グループでは、低摂取グループに比べてほぼ半減し、野菜・果物の合計摂取量が1日当たり100g増加すると、食道がんのリスクが約10％低下した。野菜の中でもキャベツ、大根、小松菜などの十字花科の野菜は食道がんの抑制効果が強かった。十字花科の野菜は、イソチオシアン酸塩を多く含んでいるので、これが食道がんの発生を抑制したとも考えられる。

肺がんについては、野菜や果物の摂取量との関連は見られなかった。

大腸がんのリスクも野菜や果物の摂取により変化しなかった。日本では、大腸がんが急速に増加してきたが、同時に野菜・果物の摂取量も増加している。従って野菜や果物の摂取が少ないことが大腸がん増加の主な原因とは言えず、逆に野菜や果物を十分に摂取したからといって大腸がんの予防には必ずしも役立たないと言える。

肝がんについては、緑黄色野菜、緑色の葉野菜の摂取量が多いと肝がんリスクが減少した。一方、果物は摂取量が増えると肝がんリスクが高くなる傾向があった。さらに、野菜や果物に含まれる抗酸化物質の量との関係を調べると、αカロテンやβカロテンを多く含む野菜は肝がんのリスクを低下させるが、同じ抗酸化物質であるビタミンCを多量に摂取するとリスクが上昇する傾向があった。これはビタミンCが肝がんのリスク要因の一つと考えられている鉄の吸収を高めるためと考えられる。

このような調査結果から、野菜や果物が持つ天然化学物質には発がん作用をもつものもあるが、お茶に含まれるカテキンのようにがんのリスクを減らすものも含まれるため、両者のバランスにより、がんを発生させるのではなく、がんを抑制する効果が見られるものと考えられる。

生肉ユッケ

事件が報道されたのは２０１１年春の連休中だった。富山、福井、神奈川３県の焼肉チェーン店で生の牛肉をユッケにして食べた１６０人以上が腸管出血性大腸菌による食中毒にかかり、子ども２人を含む４人が死亡、20人以上が重症になったのだ。この事件について著者は多くのメディア関係者からコメントを求められたのだが、驚いたことに彼らのほとんどすべてが「生肉は危険」という事実を知らず、自分自身も安全と信じて平気で食べていたという。そこに今回の事件の原因がある。

日本の食品の安全性はきわめて高いのだが、例外は食中毒だ。食中毒による死亡者数は減ってきたが、食中毒患者の数は毎年３万人前後でほとんど変わらない。しかも、この数は届け出があったものだけで、実際にはその１００倍以上もの患者がいると予測されている。患者数が多いにもかかわらず死者の数が少ないのは医療の発達のおかげだが、それにも限度があり、腸管出血性大腸菌による死者は１９９６年に８人、98年に３人、２０００年に１人、02年に９人、03年に１人、11年に７人、12年に８人と、間歇的に発生している。

腸管出血性大腸菌は牛の腸内で暮らす細菌で、牛には病気を起こさない。しかし人に感染すると病気を起こすことがある。この菌はベロ毒素を作り、１割程度の人がこの毒素による溶血性尿毒症症候群（ＨＵＳ）や脳症を引き起こす。そうなると治療が難しい。今回のユッケによる食中毒患者もＨＵＳだったと報道されている。

牛の１割以上が腸管出血性大腸菌を持っている。食肉処理するときに腸管を傷つけると、肉や内臓が糞で汚染する。体表に付着していた糞便から汚染したり、作業員の手、作業台、器具などから汚染することもある。要するに汚染のリスクが非常に高い環境で食肉の処理が行われているのだ。汚染した肉を生で食べると腸管出血性大腸菌に感染する可能性がある。菌は表面にしかいないので、表面を十分に加熱すればステーキは安全に食べられる。しかし、ハンバーグなどのひき肉料理は内部まで菌が入っているので、中心まで加熱する必要がある。「新鮮な肉だから生でも大丈夫」というのは大変な間違いで、処理場から出てくる新鮮な肉の表面に最初から菌が付着している。時間が経てばその菌がさらに増える。新鮮でも古くても、生肉は安全ではない。

菌が付着した牛肉を食べたすべての人が発病するとは限らない。3割程度の人は症状が出ない「保菌者」になる。菌は保菌者の消化管内で増えて、食品などを汚染し、別の人を感染させる。今回食中毒を起こした店の店員も、このような保菌者だったと報道されている。

厚生労働省の感染症統計によれば、腸管出血性大腸菌感染症の患者報告数（保菌者を含む）は、平成16年は３７１５件、平成17年は３５８９件、平成18年は３９１０件あった。死者は１９９９年から２００８年の10年間で合計49人、平均すると毎年５人近くが亡くなっている。食品が原因であることが分かっているものだけが食中毒統計に記載されるので、感染症統計とは患者数が大きく違うのだが、いずれにしろ腸管出血性大腸菌は牛の糞便から来たものなのだ。

生肉を平気で食べる人が多いが、生肉のリスクは酒酔い運転のリスクと似ている。よほど運が悪くないと事故は起こらないが、事故が起きたら死ぬ可能性がある。それでも生肉を食べたい人は自分自身の責任で食べて、ＨＵＳで死亡する確率が高い子どもや年寄りに食べさせてはいけない。ましてや、飲食店が生食用ではない生肉を料理として提供することは、バスの運転手が酒酔い運転をしているようなものだ。

問題は、酒酔い運転が危険であり、違法であることは誰でも知っているが、生肉が危険であることを知る人がほとんどいないことだ。グルメブームの中で、生肉を安全と誤解して、誰でも食べられるおいしいご馳走として宣伝に一役買ったメディアの責任も大きい。飲食店もかなりいい加減な生肉の取り扱いをしている実体があった。そこで、厚生労働省は生食用食肉については肉塊の表面から1cm以上の深さを60℃で2分間以上加熱し、4℃以下で保存することにしている。違反者には2年以下の懲役又は200万円以下の罰金を課すことにした。

牛レバーもまた2012年7月から、生食用として販売・提供することが禁止された。すると、街の飲食店では豚レバーの生食が始まった。これについて、厚生労働省は、豚レバーだけでなく、豚、イノシシ、鹿の肉を生で食べると、E型肝炎ウイルスに感染するリスクの他に、サルモネラやカンピロバクター等の食中毒のリスクがあり、世界では豚からの有鉤条虫、旋毛虫等の寄生虫への感染も報告されていることから、豚のレバーは加熱して食べ、飲食店などの事業者も生食用としては提供せず、しっかりと加熱を行うよう注意を呼びかけている。

残留農薬や食品添加物で健康に対する被害がまったく起こっていないのは、厳しい規制が行われているためだ。細菌性食中毒患者が減らない状況を改善するためには規制の厳格化も必要かもしれない。なんでも規制するのは問題だという意見もあるが、それは安全とは無関係の表示の規制などについての議論であり、毎年何千人もの感染者と何人もの死者を出す腸管出血性大腸菌による食中毒をなくすことは食の安全を守る上で大きな課題である。肉は加熱して食べるのが原則なのだということを思い出してほしい。

こんにゃくゼリー

２００８年９月30日、国民生活センターはこんにゃく入りゼリーで子どもが死亡したことを発表した。７月29日に、凍らせたこんにゃく入りゼリーを祖母が１歳９カ月の男児に与えたところ、喉に詰まらせて、病院に救急搬送されたが、９月20日亡くなったという内容だった。

翌10月１日、野党議員が消費者行政担当大臣に、こんにゃくゼリーの製造・販売の即時禁止と自主回収の指導などを申し入れた。これを受けた大臣は翌２日にこんにゃく入りゼリーを製造した企業の会長らを呼び、再発防止策について説明を求め、商品は自主回収を求めた。こんにゃく入りゼリーによる窒息事故は95年から13年間で17件発生していた。

こんにゃく入りゼリーとは、その名の通り、ゼリーにこんにゃくを加えたものであり、口に入れるとすぐに溶けるゼリーと違って、弾力があってすぐに溶けることがないという特徴がある。それではこんにゃく入りゼリーはどのくらい危険な食品だろうか。

内閣府食品安全委員会は食品を１億回食べた時に窒息事故が何回起こるのかを比較検討し

たところ、もちが最も多く6・8〜7・6回、続いてミニカップゼリーが2・8〜5・9回、あめ類が1・0〜2・7回、こんにゃくゼリーが0・16〜0・33、パンが0・11〜0・25回、肉類が0・074〜0・15回、魚介類・果実類が0・053〜0・11回、米飯類が0・046〜0・093回だった。すべての食品で窒息事故が起こり得ること、そのリスクはもちが一番高いこと、一口型のゼリーを禁止するなら、もっとリスクが高いもちとあめ類も禁止せざるを得ないことなどが分かる。

食品による窒息死は年間9000名をはるかに超えて、交通事故を抜いて「不慮の死」の原因の第1位である。そして、死者の数は高齢者ほど多い。従って、何らかの対策が必要なことは確かだが、「リスク回避」の手段を採用して危険な食品を禁止するとしたら、どの食品を禁止することになるのだろう。そして、それは実現可能だろうか。犠牲者が高齢者であることを考えると、有効な対策は本人の自覚と、周囲の注意しかないのではないだろうか。

こんにゃくゼリー問題は訴訟になり、窒息死した男児の両親が「商品に欠陥があった」として製造物責任法（PL法）に基づき損害賠償と製造差し止めを求めた。第一審の判決では「商品に製造物責任法上の欠陥はなく、子どもや高齢者への危険についての警告表示も十分で、通常の安全性を備えている」として請求を棄却した。両親はこれを不服として控訴したが、二審も製造元責任を認めていない。

この問題の防止策を検討してきた消費者庁は、2010年に、ゼリーの大きさを直径1センチ以内にするか、逆に子どもが一口でのみこめないような大きさにすることなどの対策を決めた。食品の安全確保のため、製品の形状などの指標を国が示すのは初めての例であった。しかし、消費者庁はもちやあめ類についての対策は行っていない。

サプリメント

日本の法律では、私たちが口に入れるものは食品衛生法で定める「食品」と、薬事法で定める「医薬品」の2種類しかない。食品はカロリーと栄養を摂取するとともに、楽しみのためでもあり、医薬品は、病気の診断、予防、治療のためである。

ところが、多くの食品は「身体にいい」と信じられている。例えばニンニク、朝鮮ニンジン、唐辛子、サンショウ、ごま油などは、昔から「生薬」として使われている。それだけではない。食品から一部の成分を取り出して錠剤にし、「やせる」、「若さを保つ」、「血液サラサラ」、「身体がさびない」などだけでなく、「がんに効く」と称するサプリまでがネットに氾濫している。

そのような風潮がはびこる原因は、多くの人が現代医療に限界を感じているからである。例えば、がんを予防する薬も、がんを完治させる薬もない。食べたいだけ食べても肥満にならないような薬もないし、もしあったとすれば、それは肝機能障害など、病気を引き起こす薬であり、命を懸けてやせることになる。もちろん、老化を止めて若さを保つ薬などは存在しない。

東京都に寄せられた相談の中に、「インターネットでやせ薬を取り寄せて飲んだら、本当にやせてきた。恐ろしいから中身を調べてほしい」というものがあったという。この消費者は、「効かなくて当たり前」と思いながら買ったのだろうか？　理解に苦しむ話である。

科学には「正しい科学」のほかに、明らかにインチキな「ニセ科学」と、まだ科学的な検討が行われていないのでその正体がよくわからない「未科学」の三つがあることはすでに書いたが、現代医学が夢を達成してくれないことが分かると、ニセ科学や未科学に走る人が出てくる。著者の親族もそうだったが、末期のがん患者はわらをもつかむ気持ちで怪しげな、しかも高価な療法やサプリに走る。もし本当に病気を予防したり、治療したりして、健康を保つ効果があるのなら、当然、「医薬品」として売られているはずである。だから医薬品にならないサプリが効くはずがない。しかし、それを「信じたい」という願望が勝ってしまうところが人間の弱さである。やせ薬も若さを保つ薬も、同じ心理で買ってしまう人が多い。

ちなみにサプリはサプリメントの略称で、「通常の食事で不足する栄養成分を補充する食品」という意味である。しかし、日本ではこれらを「健康食品」と呼んで、「健康を保つ作用があるもの」と誤解されている。

もっと問題があるのは、これらのサプリのなかで、その安全性を審査したものはほとんどないことである。実際に、中国から個人輸入したやせ薬で死亡者が出たことは述べたが、最近も、米国で販売されていた「やせ薬」で死亡者を含む多数の肝機能障害の患者が出ている。

ある食品を食べれば身体に良い、あるいは逆に身体に悪いと信じ込むことを「フードファディズム」と呼ぶ。基準に適合している限り残留農薬や食品添加物を嫌う理由は何もないにもかかわらず、これを嫌う風潮はその一つである。逆に、同じ化学物質でも「健康食品」というと、その効能や毒性が明らかでない場合でも喜んで飲もうとする風潮もその例である。

日本では食品と医薬品が法律で明確に分けられていて、「効能」を表示できるのは医薬品に限られていた。しかし、違法に効能を表示したり、違法すれすれの表示をするサプリが後を絶たず、中には安全性に問題があるサプリもあった。そこで国は1991年に特定保健用食品（トクホ）の制度を作り、安全性が確保され、効能がある程度証明されたものは、その効能を表示できるようにした。

トクホとして認められているものは「病気のリスクが低くなる」ことを記載することが許可されるのだが、現在、許可されているものには、お腹の調子を整える食品、血圧が高めの方に適する食品、コレステロールが高めの方に適する食品、血糖値が気になる方に適する食品、食後の血中の中性脂肪を抑える食品、体脂肪がつきにくい食品などがある。

さらに、2001年には「栄養機能食品」という制度も導入された。これは、バランスが悪い食生活により栄養成分が不足した時にこれを補うための食品で、各種のビタミンとミネラルが栄養機能食品として認められている。ただし、栄養機能食品さえ摂っていればバランスが悪い食事を続けてもかまわない、といった風潮にならないように、注意書きを付けることになっている。

このような制度を作ったものの、トクホの申請には効能や安全性についての調査や試験が必要で、そのために多くの費用がかかるためトクホの数はそれほど増えず、効能も毒性もはっきりしないサプリが減ることはなかった。そこで2005年には「条件付き特定保健用食品」という制度が作られた。これは、トクホほどは明確な科学的根拠がないが、ある程度の有効性が確認される食品について、「根拠は必ずしも確立されていません」という但し書きを付けて、効能を表示できることにした。しかし、トクホに比べて費用がそれほど大きく軽減されることはなく、認可を受けた食品はほとんどない。

こうして、当初の目的とは違って、トクホ制度がインチキ健康食品を駆逐することはなかった。そんな中で出てきたのが、「アベノミクス」である。2013年6月、政府の規制改革会議は、トクホと栄養機能食品に限っている効能の表示を、一般の食品や農産物でも可能にする制度を2014年度までに創設することを提案したのだ。

消費者庁によると、現在のトクホの市場規模は約5500億円だが、その他の健康食品の市場規模は約1兆1800億円もある。これらの食品に効能の表示を許可すれば、その市場は一気に拡大して、大きな経済効果があるだろうというアイディアである。

そのために、これまではサプリごとに消費者庁が審査を行い、許可してきた制度を変更して、企業が自分の責任で科学的根拠を示して機能性を表示できるようにする方向が考えられている。しかし、有効性を科学的に評価する方法や、安全性を確保するための具体策はまだ決まっていない。

そこで、日本健康・栄養食品協会は消費者庁の委託事業として「食品の機能性評価モデル事業」を実施し、著者もその検討に参加した。評価の方法は、効果が期待される代表的なサプリについて、これまでに発表された科学論文を収集し、その内容から効能と安全性について精査し、ランク付けをするものである。

効能についてのランクは次の3段階にした。

A　効果が期待される。

B　効果が期待されるが、ないかもしれない。

C　効果があるかないか、はっきりしない。

要するに、科学の立場から見て「効果あり」と明確に判定できるのはAだけである。その結果は、以下の通りになった。

ＥＰＡ／ＤＨＡ（ｎ３系脂肪酸）の「心血管疾患リスク低減」、「血中中性脂肪低下作用」、「関節リウマチ症状緩和」はいずれもAだった。しかし、「乳児の成育、行動・視覚発達補助」はB、「血圧改善作用」と「うつ症状の緩和と発生率低下」はCだった。ＥＰＡ／ＤＨＡは医薬品として高脂血症の治療に使用されているものである。

コエンザイムQ10の「心機能改善効果」はB、グルコサミンの「変形性膝関節症の症状改善」はB、ルテインの「加齢黄斑変性の進行抑制」はB、セレンの「前立腺癌の予防効果」はB、「高血圧症の血圧改善」はC、ヒアルロン酸の「膝関節痛改善効果」もC、「皮膚の保湿効果」もC、にんにくの「血中コレステロールの正常化」も「降圧作用」もCで、いずれも明確な効能は認められなかった。

その他、ビルベリーエキス、分枝鎖アミノ酸（バリン、ロイシン、イソロイシン）、イチョウ葉エキス、ノコギリヤシ、ラクトフェリン、大麦由来βグルカン、パン酵母由来βグルカンの効果も検討したが、これらもすべてBあるいはCで、明確な効能は認められなかった。

このように、医薬品であるＥＰＡ／ＤＨＡ以外のサプリにはAの評価はなかった。しかも、ここで取り上げたサプリは、効果が強いと期待されているものばかりである。それらに効果がほとんどないということは、その他のサプリの効果はもっと期待できないということになる。

アベノミクスで経済効果だけを追い求めて、効果が期待できないサプリに効能表示を認めることは消費者に誤解を与えることにもなりかねない。科学的根拠を消費者に明確に伝えることが何より大事なことと考える。

結論として、健康を守るために必要なことはバランスが良い食生活と運動と休養であり、サプリではないことをもう一度思い出す必要がある。人参にもホウレンソウにもりんごにも多数の化学物質が含まれ、それらが細胞に総合的に作用することにより身体の機能が正常に保たれている。そして我々の身体はそのような長年の食生活に適応している。ある1種類の化学物質が試験管レベルや実験動物レベルで有効な作用があったからといって、そのような化学物質をサプリなどの形で長期間、多量に摂取することは、決してよい結果をもたらさない。例えばビタミン剤でさえ毎日飲み続けることにメリットはなく、欠乏症が疑われるときにだけ適量のビタミン剤を必要な期間だけ摂取するといった注意が重要であろう。

化学物質には量と作用の関係があるが、例えば、大豆に含まれる大豆イソフラボンは女性ホルモンに似た作用があり、骨粗しょう症、乳がんなどの予防効果が期待される一方で、多量を長期間摂取すると子宮内膜増殖症のリスクを高めるなどの悪影響の可能性がある。そこで食品安全委員会は1日70〜75㎎以内なら安全であり、毎日食べる大豆製品に加えて、トクホとして摂取してもよい量は1日30㎎まで、妊婦、乳幼児、小児はトクホとして摂取しない方がいいと判断した。要するに、毎日の食事で大豆を食べればトクホはいらないということである。

サプリを毎日飲み続けているうちに精神的な依存状態になり、一日でも飲み忘れると体調に不良を感じる人がいる。たくさん飲めば、もっと効くのではないかと期待して、量を増やす人も多い。サプリの成分は化学物質であり、農薬や食品添加物と同様に、多量を飲めば毒性があるという「量と作用の関係」があることを忘れてはいけない。

そのほかに、サプリと医薬品を両方飲むと、医薬品の作用が強くなりすぎたり、逆に弱くなることもある。医薬品の副作用が強くなることもある。医薬品の処方を受けるときには医師や薬剤師にどんなサプリを飲んでいるのかを告げることが必要である。

第七章　商売と偽装

今から2300年前、始皇帝が中国を統一するより前の春秋時代に書かれた「晏子春秋《あんし》」に「牛頭を懸《か》けて馬肉を売る（牛肉と表示して馬肉を売る）」という言葉が出てくる。それから300年後に書かれた「揚子法言」には「玉を衒《てら》いて石を賈《う》る（宝石と見せかけて、ただの石を売り付ける）」という言葉が、そして1000年後に書かれた「無関門」には「羊頭狗肉（羊肉と表示して犬肉を売る）」という言葉が記されている。これらは、商売の歴史が始まって以来、商品の宣伝に誇大表示や偽装表示、すなわち「看板に偽りあり」が日常的な出来事だったことを示している。日本では見合いの時に相手に渡す身上書を「釣り書き」と呼ぶのだが、「釣る」という呼び名が「誇大表示」であることを物語っている。正直に表示するだけでは商品が売れないとき、多少誇大であっても何か魅力的なキャッチフレーズを付け加えることは商売でも見合いでもごく一般的に行われる。それが商道徳から見て許される範囲なのか、明らかな嘘はないのかが問題になるのだが、残念ながら明らかな嘘を含む例、すなわち偽装も多い。その中から2007年と2013年の出来事を取り上げる。

食品偽装

2007年は食品の表示の偽装が次々と発覚した年で、そのほとんどが内部告発によるものだった。そして、京都清水寺が年末に発表する「今年の漢字」には「偽」の字が選ばれた。ちなみに2013年は台湾でも食品の偽装が多発し、「今年の漢字」は「偽り」を意味する「假」が選ばれたという。

話は戻って、日本の2007年の一連の出来事の始まりは、1月10日に、ペコちゃん、ポコちゃんで有名なお菓子の不二家で賞味期限切れのシュークリームなどが販売されていたことが報道されたことだった。翌11日、同社社長が記者会見を開き、この事実を認めた。

不二家はその前年秋に社内規定で決めた使用期限を超えた牛乳を使用したシュークリームを製造している事実を把握し、管理職に通知していたが、同時に、マスコミに知られたら雪印集団食中毒事件の二の舞になりかねないという社内文書も出ていた。

農林水産省はＪＡＳ法の加工食品品質表示基準に違反する疑いで不二家を立ち入り検査し、自ら定めた基準を逸脱することは、食品製造に携わる者として極めて遺憾であるばかりでなく、消費者の食品表示に対する信頼を著しく損なうものであるとして、厳重に注意した。しかし、世論の追及は厳しく、不二家は社会的信用を大きく失い、多くのデパートやスーパーが同社の製品の取り扱いを中止し、同社社長は責任を取って辞任することになった。

続いて2月には、福岡のファミリーレストラン、ロイヤルホストで食パンの消費期限を1日長く書き換えていたことが報道され、食パンを利用したメニューの提供を中止した。

5月に入ると、「福井県産コシヒカリ100％」と表示した袋に千葉県産コシヒカリやくず米などを詰めて販売したという疑いで日本ライス社長ら7人が不正競争防止法違反（虚偽表示）容疑で大阪府警に逮捕された。別の事業者が行った同様の事例はそれまでに何件も発覚していた。

6月には北海道の食品加工卸会社ミートホープが「牛ミンチ」と表示した製品に豚肉を混ぜて出荷していたことを朝日新聞が報道した。ミートホープが納入した牛肉を使って北海道加ト吉が製造した『COOP牛肉コロッケ』からDNA検査により豚肉が検出され、不正が証明されたのだ。社長は過失だと弁明していたが、元社員らが社長の指示で不正を働いたことを証言し、会社役員だった長男に促され、記者会見で自身の関与を認めた。社長は逮捕され、不正競争防止法違反（虚偽表示）と詐欺罪で懲役4年の実刑判決を受けた。

7月には香川県のふじや精肉店がオーストラリア産牛もも肉を国産と偽って丸亀市学校給食会に納入していることが判明した。牛肉には個体識別番号がついているので国産かどうかは分かるはずだが、同店は個体識別番号の証明書も偽造していた。

8月には、北海道旅行のお土産として定番だった『白い恋人』の賞味期限を1～2カ月延ばして販売した商品があるとして、製造元の石屋製菓は『白い恋人』を含む全商品を自主回収した。賞味期限は社内基準で通常4カ月と設定していたが、商品の在庫が多い場合は、最大2カ月延長して出荷していたのだ。社長は記者会見において、賞味期限の改ざんは過去10年にわたり日常的に行っていたと発表した。安全性には問題がなかったのだが、店頭からは『白い恋人』が消え、それを惜しむ声と、石屋製菓を非難する声が錯綜した。

10月には、伊勢名物の『赤福餅』の製造年月日を偽って表示、販売しているという内部告発があり、農林水産省と地元保健所が製造元の赤福の立ち入り調査を行った。赤福のホームページでは「製造したその日に限って販売している」と掲載していたのだが、調査の結果、賞味期限や製造年月日を印刷した『赤福餅』で販売店に出荷しなかった商品を冷凍保存し、注文の必要に応じてそれを解凍・再包装した「巻き直し」を行い、その時に製造年月日を改めて表示し直して出荷したり、回収した『赤福餅』を餅と餡に分けて、自社内での材料に再利用し、関連会社へ原料として販売するということを40年以上前から日常的に行ってきたことが判明した。赤福は営業停止処分を受け、農林水産省はJAS法に基づいて表示の不適正の改善や再発防止を指示した。

同じ10月には、秋田県は食肉加工製造会社比内鶏がくんせい商品に「比内地鶏くんせい」と表示していたが、実際は比内地鶏ではない鶏肉や卵を薫製にした商品を出荷していたと発表した。

10月にはもう一件、大阪の高級料亭である船場吉兆の不正も発覚した。最初に明らかになったのは、デパートで売れ残った『黒豆プリン』などの菓子のラベルを張り直して、消費期限や賞味期限を偽装していたことだった。続いて、牛肉みそ漬け、鶏肉みそ漬けなどの商品で、佐賀県産和牛を但馬牛、ブロイラーを地鶏等と偽装していた事が判明した。さらに、客が食べ残した料理を回収して、天ぷらは揚げ直したりアユの塩焼きは焼き直したりして別の客に提供していたことも発覚した。これらの偽造を船場吉兆は「パート従業員の独断によるもの」としていたが、パート従業員らが記者会見しこれを否定した。記者会見で女将が長男に小声で回答を指示し、長男がそのとおりに答える様子が全国に放映され、「ささやき女将」として一躍有名になるという出来事もあり、船場吉兆は翌年には廃業に追い込まれた。

11月には、博多のお土産の代表である辛子明太子の偽装表示が発覚した。製造元の博多っ子本舗は見込み生産で多めに製造した商品を冷凍庫で保管し、製造年月日や賞味期限を最大で約4カ月延長して出荷していた。

12月には、仙台市の精肉処理会社精肉石川屋がベーコンにJASマークを不正にはり付けて仙台市内の学校給食センターなどに納入し、JAS法違反容疑で県警に告発された。数年前からJAS規格外のベーコンを混入していたという。

ここまで偽装問題が広がり、連日のように大きく報道されると、食品関係事業者の信頼は地に落ち、消費者は大きな不信感を持つことになった。これらの事件のプラスの点をあえて挙げると、企業の不正が内部告発により明らかになる時代になったことであろう。終身雇用の時代には社員が企業の不正を暴くことは自分の職場を失うことであった。しかし、食品産業で働く人の多くがパート従業員になった現在、企業に対する忠誠心は薄れ、不正を告発しやすくなった。多くの企業経営者がこのことに気がついて、不正をなくすことに努力をしたことが、この1年間の教訓であろう。しかし、この楽観的な予測は、その6年後に見事に崩れることになる。

メニュー誤表示

２０１３年10月22日、阪急阪神ホテルズは「メニュー表示と異なった食材を使用していたことに関するお詫び知らせ」という文書を発表した。同社が運営するホテルで冷凍保存した魚を「鮮魚」と表示、加熱加工したストレートジュースを「フレッシュジュース」と表示、バナメイエビを「芝エビ」と表示、牛脂を注入した加工牛肉を「ビーフステーキ」と表示したことなどの謝罪だった。

実はその5カ月前の5月に、東京ディズニーランドが料理のメニューの誤表示があったことを発表した。しかし、東京のメディアはこのことをほとんど報道しなかった。続いて6月にはプリンスホテルが「メニュー表示と異なった食材を使用していたことに関するお詫びとお知らせ」というお詫び文書を発表し、同社が運営するホテルや店舗でオーストラリア産牛を「国産牛」と表示、イタヤ貝を「ホタテ」と表示、バナメイエビを「芝エビ」と表示したなどを公表していた。このときも、これに関する報道はほとんどなかった。

おそらく阪急阪神ホテルズの発表はプリンスホテルの事例を参考にしたものと思われる。それは、プリンスホテルの発表と表題は全く同じで、内容の順番や書き方もこれに準じているからである。ところが大阪のメディアが阪急阪神ホテルズの発表に大きく反応し、新聞やテレビには「地に墜ちた阪急ブランド」、『「鮮魚」メニュー実は冷凍』、「価格差最大3倍、偽装表示で利益」などの文字が踊った。そして、ホテル阪急インターナショナル社長が記者会見を開き、「会社として偽装ではなかったと考えるが、利用者からみれば欺かれた形であり、改めておわびする」として、社長を辞任する意向を明らかにした。

問題はこれで終息するのかと思われたが、それはさらに大きな問題の幕開けに過ぎなかった。29日以後、北海道から九州まで全国のホテルでメニューの誤表示が公表された。続いて、全国の大手デパートのレストランや食品売り場でも誤表示が明らかになった。そしてミシュランガイドに載った一流レストランまでが不名誉なリストの仲間入りするに至って、これまで信用が高かったデパートの高級レストランやデパ地下の高級惣菜に対する信頼は一気に崩れた。その後、大手スーパーでも誤表示が発覚している。

ところで、阪急阪神ホテルズが発表した「誤表示」の内容を見ると、法律違反に当たるものと問題がないものが並び、表示の知識がある担当者がいなかったことが分かる。「農林物資の規格化及び品質表示の適正化に関する法律」、通称「JAS法」に定められた「生鮮食品品質表示基準」では、「冷凍して解凍した水産物」は「生鮮食品」に含まれる。食品衛生法の「規格基準」にも同様の規定がある。鮮魚を生のままで運搬することは難しいが、冷凍することにより鮮度を保ったまま長距離の輸送が可能になった。日本のどこでも安全でおいしい刺身を食べられるようになったのは冷凍技術の発達の恩恵であり、このような背景もあって冷凍した魚も鮮魚と呼んでいるのだ。これは野菜や果物についても同じであり、生鮮野菜や果実を冷凍し、これを解凍したものも生鮮食品である。

ところが阪急阪神ホテルズは『「鮮魚」あるいは「鮮魚盛り合わせ」と表示したものに冷凍保存した魚を使用した』としてお詫びをし、新聞もテレビも『「鮮魚」メニュー実は冷凍』などの見出しを大きく掲げ、これが誤表示の代表のような取り扱いになった。しかし、これには法律上の問題はなかったのだ。ただし、冷凍魚を鮮魚と表示することが法律違反になることもある。それは、「生」、「朝取り」、「産地直送」などの記載を付け加えた場合であり、それは消費者が「生のままの魚」と誤解する可能性があるためである。

今回の出来事でバナメイエビの名前を初めて聞いた人も多いようだが、日本中国料理協会によれば、中華料理の業界では30年ほど前から大きなエビを「伊勢エビ」、次に大きいエビを「車エビ」や「大正エビ」、小さなエビを「芝エビ」と呼んでいた。業界全体の「しきたり」に従ったことは、必ずしも阪急阪神ホテルズの責任と言えないところもあるが、日本中国料理協会は今回の出来事を受けて、今後、表示を適正に行うよう全国の料理店に呼びかけた。

一方、事実とは反する表示を行った例、例えば「神戸ポーク」を「霧島ポーク」、他県産の豚を「沖縄まーさん豚」、普通ネギを「九条ネギ」、地鶏でないものを「地鶏」、通常の野菜を「有機野菜」と表示したことなどは不適切な表示に該当する。

「ビーフステーキと表示して、牛脂注入牛肉を使用した」という発表もあった。「牛脂注入牛肉」とは赤身の肉に牛脂を注入することで高級な霜降り肉に似た柔らかくておいしい肉に加工する方法である。そのほかに、細かい肉片を結着剤で張り合わせてステーキ状の形に加工する方法もある。肉の成型・加工技術は肉を安い価格でおいしく食べるための大事な技術である。そして、表示一般を監督する立場にある消費者庁は牛脂注入牛肉であることをはっきり表示すれば、これをステーキとして表示することを認めている。

一方、牛肉の表面にはO157などの食中毒菌が付着している可能性があり、だから牛肉の表面を加熱、殺菌することが重要な食中毒対策になる。1枚肉のステーキなら、表面を十分に加熱すれば、内部に赤みが残る「レア」や「ミディアム」でも安全に食べられる。しかし、成型・加工した肉は細かい肉片を張り合わせたり、脂肪を注入する針を肉の内部に刺し込むので、肉塊の内部まで食中毒菌が入っている可能性があり、だから肉塊の中心部まで十分に加熱しないと殺菌ができない。実際に２００９年９月には全国に展開するステーキのチェーン店で成型肉を十分に加熱しないで提供し、少なくとも７つの都府県で食中毒患者が出たことがある。また、成型肉を作るために使用する結着剤などには乳製品、小麦などのアレルギー物質を含むことがあるので、アレルギー体質の人は注意が必要である。

食品の表示に関する法律は流通・販売される生鮮食品や加工食品についてのものであり、レストランのメニューは対象になっていない。それは、スーパーの店頭では食品を表示だけを頼りにして買うことが多いのに対して、レストランでの料理の選択は店員と話し合いで決めることができるからだ。定食屋で「本日の焼き魚」とか「本日の定食」と書いてあれば、店員にその内容を聞いて食べるかどうか判断できる。だから、メニューは必要不可欠なものではないし、「本日のおすすめ定食」のようなあいまいな表示も許される。

メニューには４つの要素がある。一つ目は料理の名前で、「ライスカレー」でも「カレーライス」でも自由である。二番目は材料名で、「国産牛肉入りカレー」と書いてオーストラリア産牛肉を使ったら偽装になる。三番目は作り方で、「手作りカレー」と書いたら、手作りでなくてはいけない。4番目は釣文句で、「大人気のカレー」と書いても、本当に大人気なのか、まじめに気にする人はいないだろう。要するに、メニューは原則自由で、「大人気の国産牛肉入り手作りカレー」と書いてもいいが、一つだけ守らなくてはいけないルールは、「明らかな嘘をついてはいけない」という点だ。

そこで登場するのが不当景品類及び不当表示防止法、通称「景品表示法」だ。「不当な表示」とは「優良誤認」すなわちその商品が著しく優良であると誤認させるような表示である。たとえば普通のネギを「九条ネギ」と記載したり、成型肉のステーキをサーロインステーキなどと表示すると、不当な表示に当たる。違反が見つかると、不当表示を行っていた事実が公示され、再発防止措置が命じられる。それに従えばそれ以上の罰則はないが、従わない場合には2年以下の懲役や罰金もある。

違反の程度が悪質な場合に出てくるのが不正競争防止法で、罰則は5年以下の懲役あるいは罰金である。2007年に北海道のミートホープ社が牛肉以外の肉を混合したひき肉を牛肉として販売し、社長が不正競争防止法と詐欺罪で有罪になった。同じ2007年に大阪の高級料亭船場吉兆で佐賀県産と鹿児島県産の牛肉を使って加工した商品を「但馬牛」「三田牛」などと表示したとして不正競争防止法違反を問われ、罰金刑になった。ただし、これは料亭が売っていた商品であり、メニューの偽装で有罪になった例はない。

２００７年に相次いで見つかった表示偽装の大部分が内部告発によるものだった。そして、この年以後、表面化する食品表示の偽装は大きく減少した。これは偽装が内部告発で明らかになるという教訓を学んで、多くの企業が正直な表示を行うよう努力をした結果とも考えられたのだが、事実はそうではなかった。大手のホテル、デパート、有名レストランなどでは内部告発が行われなかったのだ。

その理由の一つとして指摘されているのが厨房の閉鎖性である。そこは料理人の世界であり、外部の人間の口出しを拒む。料理人の結束は固く、これを乱すものは排除される。そのような世界では、うまい料理を安く作ることと、多くの客を集めることが重要であり、表示を正確にすることはほとんど念頭にない。というより、表示に集客力があるキャッチフレーズを付けることも料理人の腕の内だという。そのような社会では内部告発が行われる確率は極めて低かった。

メニュー偽装の目的の一部は原価を抑えるためだったが、それより大きな目的はメニューの高級感を出して顧客を集めるためだったと考えられる。長引いた不況の中で、最も経費が掛からない販売促進策が、メニューに高級感を与えるような「芝エビ」、「有機野菜」、「手作り」などの一言を加えることだった。それが事実なら問題はないが、そうではないものがあった。その背景には「どこでも同じことをやっている」という業界の「常識」があったためともいわれる。

レストランを利用した客が、料理の味や見かけからメニューの偽装を見抜くことは難しい。厨房では料理の味を大きく変えるような偽装をしなかったからだ。偽装が発覚した後でいくつかのメディアが芝エビとバナメイエビを使ってエビチリを作り、食べ比べたところ、バナメイエビを使ったエビチリのほうがおいしかったと伝えている。ステーキについても、成型肉と気が付いた客がいたという報道はない。だれも気が付かないからこそ、長年にわたって偽装が行われていたのだ。

それでは被害者は誰だったのだろうか。客は偽装を知って不愉快になったかもしれない。事業者には多少の経済的なメリットがあったかもしれないが、偽装が明らかになった時点で社会的信用を失った。要するに、メニューの偽装事件は誰にもメリットはなかった。これが今回の教訓である。事業者はメニューの偽装が大きな社会的制裁を受けることを自覚しなくてはならない。客はメニューをうのみにせず、その内容を店員に確認することが必要である。

外食は、家庭とは違った雰囲気で、家庭とは違った料理を楽しめるだけでなく、我が国の食文化の伝統を伝えるとともに、常に新しい食文化を開拓してきた歴史がある。だから料理の名前には歴史が込められているものもある。外食のメニューは料理の楽しさや面白さの表現、お店の個性のアピール、イベントの演出などの役割も果たすものであり、そこには料理の名前だけでなく、人々の感覚に訴えかける楽しい言葉が節度をもって加えられ、それが商売のテクニックであることを消費者も理解している。今回の誤表示問題は、節度を守らなかったことにより起こった、商道徳の違反だが、この出来事をきっかけにして、メニューは「釣書」、すなわち「嘘にならない程度の誇張があるのは当たり前」というこれまでの社会的な常識が崩れ、メニューの内容が１００％「真実」であることを求める社会に変わるという、商売の歴史が始まって以来の「風習」の変更が必要なのだろうか。

個人の感想

偽装に近いものに「個人の感想」がある。サプリや化粧品の宣伝を見ると、「鏡を見て、〝まだいける！〟」とか、「朝シャキッと起きる、充実した一日になります！」とか、意味深長な体験談が並んでいる。なかには、「年間3～4回は引いていた風邪をひかなくなりました」などという体験談もある。しかし、このような個人の感想は何の参考にもならない。

サプリの効果を調べることはとても難しい。第1に、何に効くのかを明確にしておかなくてはならない。例えば「風邪をひかなくなりました」と言っても、風邪をひく回数は毎年同じではないし、個人差があり、地域差もある。ある調査では、風邪をひく回数は全国平均が

2・34回。最も多いのは富山県で2・76回、最も少ないのは和歌山県と山梨県で1・94回だ。昨年より今年のほうが風邪をひく回数が少なかったからといって、それが偶然なのかサプリのためかは分からない。過去数年間の風邪の回数を調べて、サプリを飲みだしてから数年間の回数と比較する必要がある。しかし、それで差があっても、まだサプリが原因とは言えない。居住する場所や生活習慣の変化、そして、その間に年齢を重ねた影響もあり得る。「サプリを飲んでいるから大丈夫」という精神的な影響があるかもしれない。これをプラセボ効果という。要するに、個人の経験からサプリの効果を判定することはほとんど不可能である。

「プラセボ対照二重盲検試験」と呼ぶ方法を使うとサプリの効果が分かる。数十から数百人を2つグループに分ける。一方にはサプリの錠剤を飲んでもらい、他方にはサプリの有効成分が入っていない「プラセボ」の錠剤を飲んでもらう。プラセボはサプリと形が全く同じで、見分けはつかない。2つのグループは医師から錠剤を受け取るが、中身がどちらかは秘密にされる。これは「自分はサプリを飲んだから効くはず」という「プラセボ効果」を避けるためで、これを「プラセボ対照」という。さらに、医師も自分が渡した錠剤の中身を知らない。もし知っていると、「プラセボを渡されてかわいそう」などの感情が出てしまい、それが試験を受ける人に伝わってしまうことがあるからだ。このように、試験を受ける人も医師も中身がわからない試験法を「二重盲検法」という。ここまでやって、2つのグループの間に明確な違いがあった場合に初めてサプリの効果が分かってくる。このような試験で効果があれば、個人の感想などを聞く必要はない。逆にいうと、きちんとして試験を行っていないから個人の感想でごまかしているのだ。そして、特に有名人が出てきて感想を言うと、信じてしまう人が多い。

サプリが「病気を治す」などの「効果」の宣伝は薬事法で厳しく規制されている。体験談の中でも「私はこれで病気が治った」という言葉は禁止されている。その大きな理由は、病気の人がサプリを信じてしまい、本当に有効な治療をしないことが心配されるからだ。実際に、著者のところにある女性から相談があり、がんになった友人がサプリで治療するといって病院に行かなくなったと心配していた。専門の医師に聞くと、そんな話は珍しいものではなく、サプリ以外にもホメオパシーなどあらゆるインチキ療法を信じて治療をしない患者がいるという。

現代医療でも治らない病気はがん、認知症などたくさんある。そして、現代医療に見放された人はわらをもつかむ思いでインチキ療法にすがる。薬事法はそのようなインチキ治療法を規制しているが、罰則に比べてもうけが大きい現状ではインチキがなくなることはない。

第八章　誤解との戦い

放射能についても、食品についても、誤解による不安が大きい。それでは、誤解を解くために何をしたらいいのだろうか。それは科学的に正しい情報を伝えるしかない。そして、多くの人たちが科学的な事実を伝えるための本を書き、講演を行っている。また、いくつかの組織が誤解を解消するための活動を続けている。個人の努力については本書の最後にいくつかの文献を載せたので参考にしていただきたい。しかし、人間は本能的に「危険」、「怖い」という情報には敏感に反応するが、「安全」、「安心」という情報にはほとんど関心を示さない性格を持っている。だから「危険情報」を流す人は後を絶たないし、そういう情報は広がっていく。逆に、自分が危険と信じているものが安全と言われると、「嘘だ！」と思い、その情報を無視したり、安全情報を流す人を非難したりする。誤解による不安を科学的な情報を広めることで解消しようとすれば、危険情報の10倍、100倍の情報量が必要である。ここでは、著者が関係したいくつかの組織が行った「誤解を解く努力」の一部を紹介する。

あるある大事典

フジテレビ系列で日曜夜9時に放送されていた「発掘！あるある大事典」が2007年1月で放送終了になった。放送内容は健康と食に関するものが多く、人気番組だった。とくに、

2007年1月7日に放映した納豆のダイエット効果の反響は大きく、放送後、納豆が売り切れる騒動になった。ところが、この番組の内容がインチキだったのだ。

番組は、「副腎皮質から分泌されるDHEAという物質にはダイエット効果がある」、「イソフラボンはDHEAを増加させる」、「納豆を食べるとイソフラボンが増える」という3つの話を結びつけたものだった。そして、歳を取るとDHEAが減る、納豆を食べるとイソフラボンが増えて、中性脂肪値が正常値に戻る、などのデータを紹介した。放送後、週刊朝日がこの番組の内容を検証したところ、血液検査は行っておらず、データはでっち上げであることが分かり、批判を浴びて放送は終了になった。その後、この放送以外にも多くのインチキが行われていたことが判明した。

この番組の売りは、科学的な検査を行うことで視聴者の信頼を得ることだった。しかし、その科学にインチキを持ち込んだことは、国民の科学に対する信頼を損ねかねない事態であり、日本学術会議の金澤一郎会長は2007年1月26日に『テレビ番組等における「科学的」実験についての会長談話』を発表し、たとえ娯楽番組でも科学の不正は許されないことを注意喚起した。

ちなみに、日本学術会議は内閣総理大臣の所轄の下に、政府から独立して職務を行う「特別の機関」として設立されたもので、科学に関する重要事項を審議し、その実現を図ることを任務にしている。それは我が国の人文・社会科学、生命科学、理学・工学の全分野の約84万人の科学者を代表する機関であり、内閣総理大臣から任命された210人の会員と約2000人の連携会員によって職務が担われている。当時、著者は生命科学部の部長を務めていた。

このような日本の科学技術の司令塔である日本学術会議がテレビ番組にコメントを出すことは極めて異例だが、「科学」を標ぼうする以上、守らなくてはならない一線があることを明確に述べた点は極めて重要である。

ホメオパシー

ご存知の方は少ないと思われるが、世界の偽医学の代表は「ホメオパシー」と呼ばれる民間治療である。これは200年ほど前にドイツ人医師のハーネマンが始めたもので、レメディー（治療薬）と呼ばれる砂糖玉があらゆる病気を治療できると称している。

レメディーとは、植物、動物組織、鉱物などを水で100倍希釈して振り混ぜる作業を十数回から30回程度繰り返し、その水を砂糖玉に浸み込ませたものである。物理学の法則では、100倍希釈を30回繰り返した場合、もともと存在した物質の濃度はコンマ以下60桁になり、水の中に元の物質が存在することはない。このような「ただの水」を浸み込ませた砂糖玉は「ただの砂糖玉」で、これに治療効果があるはずがない。

ところが、２００年前には近代的な医薬品や安全な外科手術はなく、古来の民間医療や伝統医療は時として患者に大きな苦痛を与えるものだった。そこに登場したホメオパシーは「副作用も苦痛もない治療法」として大歓迎され、欧米に広がった。しかし、科学が発達するとともにホメオパシーの非科学性が明らかにされ、米国では１９１０年に医学教育からホメオパシーを排除し、現在の質の高い医療の基礎を築いた。他方、英国では少数ではあるが現在もなおホメオパシーの信者が残っていて、チャールズ皇太子もその一人である。またインドなど一部の国では医療が貧しい人まで行き届かず、病気の治療を民間医療や呪術に頼らなくてはならない。そのような人達にとって、ホメオパシーは安価な医療として利用され、インド政府は歴史的経緯も考慮してこれを認めている。

日本でも最近、このような歴史的な経緯を知らない医師、看護師、助産婦、栄養士、さらには獣医師にまで、ホメオパシーが入り込んで来た。ホメオパシーの最も大きな問題は、これを売り込むために現代医療を否定することだ。そのために必要な医療を受けず、治るはずの病気が治らず、重大な結果になることもある。実際に、ビタミンＫ２が必要な乳児に助産師がホメオパシーの砂糖玉を与えたため乳児が死亡し、裁判が起こされた。ニセ科学であることを理解したうえで、自己責任で使うのであれば、それは個人の自由である。しかし、医療に携わる者が偽医学を治療法として使用し、しかも通常行われる現代医療を否定するようなことがあれば、助かるはずの患者の命を危険にさらしかねない重大な倫理違反である。

そこで、日本学術会議の金澤一郎会長は、２０１０年8月に、『「ホメオパシー」についての会長談話』を発表して医療・歯科医療・獣医療現場からホメオパシーを排除することを求め、これを新聞各紙が大きく取り上げ、話題になった。ちなみに金澤氏は東京大学医学部名誉教授であり天皇皇后両陛下の主治医を務める医学会の重鎮である。

この会長談話は日本医師会、日本医学会、日本歯科医師会、日本歯科医学会、日本獣医師会、日本獣医学会、日本薬理学会など関連の学会の賛同を得て、それらの学会員に通知された。とくに、日本助産師会は会長名で『「ホメオパシー」への対応について』と題する文書を発表し、以下のように述べている。

『山口県で乳児がビタミンK欠乏性出血症により死亡した事例を受け、ホメオパシーのレメディーはK２シロップに代わりうるものではないと警告し、全会員に対して、科学的な根拠に基づいた医療を実践するよう、8月10日に勧告を出しておりますが、一昨日出されました日本学術会議の談話を重く受けとめ、会員に対し、助産業務としてホメオパシーを使用しないよう徹底いたします。』

会長談話に対して、ホメオパシー関係者は反発して「反論」らしきものが出されている。しかし、科学の世界において効果がないと判定されたものに反論することは困難であり、その反論は科学になっていない。例えば、「レメディーは、ホメオパシーが存在して200年以上をかけ発展し、改善された調剤法に従い、とても特別な方法で作られています」と反論しているが、レメディーが薬理学的に「ただの水」と違っているのかについては何の説明もない。さらに、「希釈を繰り返した水の効果は立証されている」と述べているが、これを否定する多数の論文があることについては何も言っていない。

科学的に反論が困難な場合、次に出て来るのは個人攻撃で、声明を出した金澤会長、記者発表で意見を述べた著者や、ホメオパシーに批判的な記事を書いた朝日新聞の記者などは、ホメオパシー関係者からネット等で中傷や攻撃を受けている。

ただの砂糖玉を治療薬として売るのだから、もうからないはずはないし、そんなにうまい商売を簡単に止めるはずはない。こうして、日本学術会議と医療関係学会の注意にもかかわらず、ホメオパシー商売は現在も続いている。しかし、日本学術会議の努力により、少なくとも医療現場において、現代医療を否定して、ホメオパシーを使用するような事態は食い止めることができたものと考えている。

消費者アンケートに出てくる不安のトップ3は、残留農薬、食品添加物、遺伝子組み換え作物である。これらは厳しい規制により安全が確保されているのだが、それが理解されていない。とくに遺伝子組み換え作物については、多くの人が誤解をしている。

動物だけでなく、植物も多数の細胞からできている。細胞の中にはさまざまな仕組みが詰め込まれているが、その一つが遺伝子である。「遺伝子なんて、食べたくない」という人がいるが、すべての動物、植物の細胞には遺伝子が入っているので、私たちはそれを毎日食べている。

遺伝子には身体を作る完全な設計図が入っている。だから細胞は本来どんな組織にでもなる可能性がある。これを万能細胞と呼ぶ。ところが、成長するにつれて、細胞は神経や、筋肉や、皮膚などの細胞に変わっていく。一度、皮膚になった細胞は、細胞分裂しても皮膚にしかならず、筋肉や神経になることはない。これを「細胞の分化」と呼び、遺伝子の大部分にストッパーがかけられて、皮膚を作る部分しか働かなくなっているのである。

ところが、一度分化した細胞に別の遺伝子を入れるとストッパーが外れて、再び万能細胞に戻ることを山中伸弥博士が発見し、iPS細胞と名付けた。この細胞を使えば壊れてしまった体の一部を作り直すことも可能になるので、世界中の期待を集めた。

ところで、生物が持っている遺伝子は、種によって違いがある。たとえばバラは青い花を咲かせる遺伝子を持っていない。そこで、パンジーから青い花を咲かせる遺伝子を取り出して、これをバラの遺伝子に入れることで、青い花を咲かせるバラができた。これが遺伝子組み換えと呼ばれる技術である。

昔から、人類は収量が高い作物、病気や寒冷に強い作物など、多くの有用な作物を作ってきた。その方法は、別々の有用な性質を持つ作物を掛け合わせて、その子孫の中から両方の性質をもつものを選び出すという時間と人手がかかる方法だった。

一方、遺伝子組み換え技術を使うと、目的の遺伝子を確実に作物に入れることができ、収量が多い、味がよい、栄養価が高い、病気に強い、乾燥に強い、農薬を減らせるなどの有用な性質をもった新しい作物を効率良く作り出すことができる。新しく作られた遺伝子組み換え作物は厳しい審査により安全性が確認され、１９９６年から商業生産が始まり、現在は世界29カ国で作られている。その耕作面積は1億６０００万ヘクタールで、日本の国土の4倍以上、日本の耕作面積の20倍以上である。世界の大豆の47%、トウモロコシの32%は遺伝子組み換え作物である。

日本では反対が強いため遺伝子組み換え作物の商業栽培は行われていないが、海外からは大量が輸入されている。例えば家畜のえさになるトウモロコシはほぼ100％が遺伝子組み換えである。遺伝子組み換え大豆も多量に輸入され、その多くは大豆油に加工され、一部はそのまま食用になっている。食品の表示で「遺伝子組み換え」あるいは「遺伝子組み換え不分別」と書いてある食品には遺伝子組み換え作物が入っている。

「遺伝子組み換え作物は身体に悪い」という情報が流されている。遺伝子組み換え技術を使えば、作物にいろいろな種類のたんぱく質を作らせることができ、それらの中にはアレルギーを起こすものがあるかもしれない。そこで、事前に厳重な安全性試験を行い、安全が確認された作物だけが許可になっている。1996年以来、世界中で遺伝子組み換え作物を食べているが、問題は起こっていない。

「遺伝子組み換え作物を食べても安全というが、孫の世代に恐ろしいことが起こるかもしれない」とも言われる。もし孫に悪い影響が出るとしたら、それは親の遺伝子に悪い影響が出ているためである。そして、それは十分に調査されている。例えば、東京都は親子3世代にわたって、マウスに遺伝子組み換え大豆を与え、健康への影響を調べたが、悪影響は一切なかった（東京都健康安全研究センター「くらしの健康（第8号）」）。

「遺伝子組み換え作物は環境を破壊する」という意見もあるが、遺伝子組み換え作物が在来の作物を駆逐したり、在来の作物と交雑して増えるようなことがないように、厳重な試験が行われ、その心配がない作物だけが許可され、これも、これまでに問題は起こっていない。その他、詳しいことは、NPO法人くらしとバイオプラザ21が発行した『知っておきたいこと～遺伝子組み換え作物・食品～』がインターネットからも入手できるので、見ていただきたい。

遺伝子組み換え作物に対する誤解が広まっている原因は、「遺伝子組み換えは怖い！」という記事があふれているためであり、その一つの例が「美味しんぼ」だった。

「美味しんぼ」は、雁屋哲氏の原作によるグルメや食品を題材にした人気漫画で、1983年から「小学館ビッグコミックスピリッツ」に連載されている。しかし、その中には、食品の安全についての大きな間違いもあった。たとえば、乳児ボツリヌス症を引き起こすリスクがあるハチミツと卵アレルギーを発症させるリスクがある半熟卵を離乳食に勧める話、『食品の裏側―みんな大好きな食品添加物』の著者である安部司氏を登場させて、厳しい規制で安全が保障されている食品添加物が危険であると決めつける話などである。それらの問題の詳細はフリー百科事典ウィキペディアの「美味しんぼ」に譲るが、その一つに著者が関係している。

2010年5月24日号に掲載された「続・食と環境問題その（8）」は遺伝子組み換え作物についての話で、その中には遺伝子組み換えに反対する人を登場させ、遺伝子組み換え作物がいかにも危険であるような印象を広げたのだ。

そこで、当時、著者が代表を務めていた「食品安全情報ネットワーク（ＦＳＩＮ）」は「ビッグコミックスピリッツ」の編集長と話し合いを持った。詳しい経緯はＦＳＩＮのホームページに譲るが、その結果、編集長はこの抗議は受け入れないが、今後、食品の安全性を取り上げる際には、この話し合いの結果を考慮することで同意した。

ビッグコミックスピリッツの看板であるマンガの作者に向かって、編集長が、「あなたは間違っている」とは絶対に言えないことは著者もよく理解している。「今後、このようなことがないようにする」という言葉が、編集長ができる最大限の誠意の表れと著者は判断した。

食品安全の問題は難しい。人気漫画で間違った情報を紹介すると、大きな誤解を広めることになりかねない。そのことについて理解していただいたことは大きな成果だと考えている。

第九章　リスクコミュニケーション

ここまで述べたことをまとめておく。現在の社会は歴史上例がないくらい豊かで安全である。にもかかわらず、アンケート調査は人々が不安を持っていることを示している。不安の背景にあるのは、人間が長年続けてきた大家族を中心に知り合いが集まった閉鎖的で小さな農村型社会から、互いに面識がない多数の核家族がプライバシーを守りながら暮らす都市型社会への急激な変化に対応できないことであり、そこで起こる対人関係の大きなストレスがうつ病や自殺の増加をもたらしている。

また、世の中にあふれる「危険情報」の影響で、危険が自分にも降りかかるのではないかという不安が生じる。人間は、安全を守る手段として「危険情報」を重視し、「安全情報」は無視する性格を持つ。その結果、巷には「危険情報」ばかりが広がり、「安全情報」はほとんどないという情報のアンバランスが起こる。メディアには危険情報を流して注意を促す任務があるが、売り上げのために根拠が薄い危険情報を流す週刊誌は後を絶たない。さらに、インターネットの普及により、だれでもが自由に情報を発信できるようになると、「危険情報」を拡散する人が増えた。その中にはわずかなリスクを過大に危険視し、非科学的な「危険情報」を発するものも多い。

そのような「危険情報」の影響は大きい。アンケート調査に出てくる不安の大きな原因は、現在起こっている出来事ではなく、自分と家族の将来、すなわち雇用、子育て、年金、医療保険、そして老後の生活など、だれにでも共通する、ある意味では当然の不安である。だから、それらの漠然とした不安は、直ちに回避行動に出るほど切実ではないし、その必要もない「知識レベル」の不安、すなわち「危険情報が引き起こした不安」と言える。

食品に対する不安も同じで、実際に多くの被害者が出ている腸管出血性大腸菌や食品による窒息死を心配するのではなく、厳しい規制により安全が守られている食品添加物や残留農薬や遺伝子組み換え食品に対する漠然とした不安が大きい。その背景には科学的根拠に乏しい「危険情報」があるのだが、情報の真偽を検証することが難しいのは、化学物質や遺伝子組み換え技術などのリスクを理解するためにはかなりの科学技術の知識が必要であることである。また、リスクの有無やその大きさを自分の五感で判断することは困難であり、特別の測定装置がなければ検出できないので、科学者や行政の判断を参考にするしかなく、それは行政や科学者を信頼できれば問題はないのだが、現実には行政や科学者への不信感があり、実際のリスクは行政や科学者が判定するよりずっと大きいかもしれないという疑心暗鬼も生まれ、そのことが「危険情報」を信じさせている。

具体的には、化学物質や放射線のリスクは「量と作用の関係」で決まるという科学的事実に対する理解が不足しているため、化学物質も放射性物質も「少しでも存在すれば危険」という「白黒判断」になる。だから、そんなものはどんなに少量でも食品に入ってほしくないと願い、費用などを考えないでリスクはできる限り小さくしてほしいという「ゼロリスクの理想論」に走る。一方、実際のリスク管理は、「量と作用の関係」を基本にして、費用と効果を考慮して、健康に被害が出ないレベルまでリスクを削減しようとする現実論あるいはリスク最適化の考え方に基づいて行われている。消費者は、現実論に基づくリスク管理は企業の利益のためであり、消費者はリスクを負わされているだけだという印象を持ち、企業とこれを監督する行政に対する不信感を持つ。

不安を少しでも無くすためには行政と事業者の信頼を回復することが重要であり、さらには、科学的根拠に乏しい危険情報や不安情報への対処とともに、科学的に正しい情報を流し続けることも必要である。そして、そのような目的で世界的に行われ、日本でも努力が続いているのが「リスクコミュニケーション」である。そこで、最後にリスクコミュニケーションについて述べる。

情報共有と対話

食品の安全を守るためにリスク評価、リスク管理、そしてリスクコミュニケーションを行うという方法を「リスク分析法」と呼ぶが、１９９５年にこれを提言したのはＦＡＯとＷＨ

０であり、日本では２００３年に制定された食品安全基本法でこれを取り入れた。

リスクコミュニケーションの最終目標は「リスク管理策の策定に国民の意見を反映させる」ことであり、そのために国民が意見を述べ、関係者が情報と意見の交換を行うことで利害関係を調整すること、言い換えると、どこまでのリスクなら受け入れられるのかについての合意を得ることである。こうして、リスク管理策の設定にすべての利害関係者が自主的に参加することがリスク管理に対する理解を深めて、不安を解消することにつながる。

リスクコミュニケーションの目的を達成するため、食品安全基本法は、利害関係者に情報を提供することと、意見を述べる機会を持つことを義務付けている。リスクについて議論するためには科学的な情報と知識を共有することが必要であり、それなしには適切な意見を述べることが難しいためである。情報の提供は、行政などが各地で行っている説明会などの機会に行われる。ここでは、情報と知識を持つ側から持たない側への一方向の情報伝達が主な内容である。

関係者のもつ情報と知識があるレベルに達した時点で、関係者の意見交換が行われ、それがリスク管理策の策定に反映される。具体的には、各地で行われる意見交換会、政府が設置し、消費者、事業者、学識経験者などの関係者が参加する審議会等での議論である。

そして、最終段階は、リスク管理策について関係者が理解し、合意することである。これもまた、審議会での審議を通じて行われ、その結論はパブリックコメントや意見交換会において、多くの人の意見聴取を行い、必要であれば修正される。

リスク管理は健康に被害を与えないところまでリスクを減らすことが最低限の目的だが、さらにどこまでリスクを減らすのか、別の言い方をすればどれだけのリスクを許容するのかを決定する作業である。リスク管理に関する意見交換でも、消費者側と事業者側の意見調整のための有効な手段が科学である。どの程度のリスクなら安全と言えるのかを科学的な根拠をもって提示されることは、合意点の目安となる。もう一つの検討課題は、経済的、技術的側面、国際貿易、費用対効果などの側面から、それぞれの主張の実現可能性を探ることである。何を望んでも、それが実現不可能であれば無意味であることも多くの人は理解する。公平性も重要な点である。あるリスク管理策が事業者だけにメリットがあり、消費者に何のメリットもなければ、当然のことながら、消費者はその受け入れを拒否する。もし消費者に大きなメリットがあれば、消費者はかなりのリスクを受け入れる。

食品安全基本法が制定された２００３年から現在までの約10年間に行政はＢＳＥ問題、放射能問題、生肉食中毒問題、食品表示問題など多くのテーマで、全国各地で、数多くの意見交換会を開催した。そこから見えてくることは、人々が望む情報は「リスク管理がどのように行われているのか、そして、それはどの程度の成功を収めているのか」である。それは自分の安全に直結する情報であり、切実な要求であることは理解できる。

しかし、リスクコミュニケーションの会合の参加者の意見聴取、あるいは質問と答えという「情報の伝達」だけで終わることが多く、関係者間の実質的な意見交換はほとんどなかった。同じ団体のメンバーが全国各地で開催された意見交換会に顔を出して、同じ意見を繰り返すという状況も見られた。食品の安全を守る仕組みも食品のリスクも複雑であり、十分な情報や知識を持たずに出席してもリスク管理についての適切な意見を述べることが困難な実情がその背景にある。

リスクコミュニケーションが始まってから10年の間に、業界団体も消費者団体も、食品のリスク管理についての知識を持ち、国際的な立場から幅広い見方ができる人材の養成が進むことが期待されたのだが、それはあまり進んでいない。政府は消費者に代わって事業者の不正を告発できる「適格消費者団体」の認定を行っているが、もう一歩進めて、政策決定に関与できる知識と経験をもつ消費者団体の育成が望まれる。人材養成こそがリスクコミュニケーションの成功のために急務であり、そのような人材の活躍がより安全な社会の構築を可能にするのである。

欠如モデル

多くの人が、リスクが十分に管理されているのか、安全が確保されているのか、情報を求めている。従って、行政と科学者の重要な仕事はそのような情報の提供である。さらに、多くの人は情報を得て自分で判断するのではなく、情報と共に科学者の判断を求める。従って、科学者が科学に基づいた公正な判断の手助けをすることが重要になる。

ところが、少数ではあるが、このような情報提供に異論を唱える研究者がいる。例えば、2011年3月の福島第一原発事故の直後から、100mSv以下の低線量放射線のリスクについて科学的に不適切な情報が飛び交い、過剰な不安感が広まった。日本学術会議では、チェルノブイリの被害者が不適切な情報の流布によりさらに悲惨な状況に陥った悲劇が再現されることを懸念して、正しい情報を伝える必要性を感じた。そこで著者が企画と司会を担当して2011年7月に「放射線を正しく恐れる」という緊急講演会を開催し、多くの科学的な情報を伝えた。その内容は「学術の動向2011年11月号」に掲載されている。

ところが、この講演会に対して人文社会学の研究者から次のような批判が行われた。『放射線リスクに関して、「正しく怖がる」という表現がしばしば使われている。この表現が、リスクコミュニケーション上問題になるのは、(放射線)リスクについて、人々が合意しないのは、適切な学的知識を欠いているからであるという「欠如モデル」が含意されているからである。「正しい」とか「正確な」という表現は、あたかもこの問題に対して合意された正解があるように錯覚させる。しかし、健康影響の問題の焦点である低線量放射線の晩発的影響については、現状で正解が得られているとは言い難い。これから情報を蓄積し、議論を積み重ねていくしかないが、それを専門家や行政のみが独占してよいものではない。多くの人の参加が欠かせない。』（吉川肇子氏「リスクコミュニケーションのあり方」科学2012年1月号）

この批判にはいくつかの問題点がある。まず、低線量放射線の影響が非常に小さいこと、たとえば安全側の評価を行うためのＬＮＴモデルを使っても20ｍＳｖの放射線のリスクは野菜不足より小さく、疫学的な調査ではそのリスクは識別できないほどであるという事実を無視している。そして科学的な不一致はそのリスクがどのくらい小さいのかという点であるという事実を無視している。さらに、低線量放射線の影響を過大に宣伝することがチェルノブイリの被災者にどれだけ大きな不幸を招いたという事実を無視している。リスク評価は科学的な事実だけに基づいて行うべきものであり、ここに専門家以外の人が参加して科学以外の立場からリスク評価を行えば、客観的なリスク評価が不可能になるというリスク管理の基本も無視している。

さらに、この研究者は次のようにも批判している。『「正しく怖がる」にしても「風評被害」「パニック」にしても、一般市民に対する否定的な見方が前提にある。しかし、なぜそのように根拠もなく考えるのか著者には理解できない。むしろ、危機の渦中にあっても自分を優れた人物であると見せたいという印象管理の動機が背後にあるように思われる。』(同前)

著者が半世紀前に東京大学大学院において生命科学の研究を始めた時、科学の世界のルールを厳しく教えられた。最も大事なルールは「批判には根拠の提示が必要であり、それがない批判は誹謗中傷にすぎない」というものだ。この批判は「一般市民に対する否定的な見方が前提にある」と断定しているが、著者および日本学術会議がそのような前提で緊急講演会を開催したと断定する根拠を何も示していない。一部週刊誌やインターネットならともかく、根拠が無い批判が許されないことは人文社会学の世界でも同じではないだろうか。

ちなみに「欠如モデル批判」を最初に言い出したのはベックであり、彼が書いた「リスク社会」には次のような記述がある。『世界はリスクを知覚している者と、リスクを知覚していない者に二分される。その場合、大衆はリスクを知覚していない者に属することになる。……こういう人間には技術に関する詳しい知識を与えてやればよい。そうすれば、専門家と同じように、技術が操作可能なものであり、リスクといっても本来はリスクでない、と考えるようになるだろう。大衆による反対、不安、批判、抵抗は純粋に情報の問題なのである。技術者の知識と考えを理解さえすれば、人々は落ち着くはずである。もしそうでないとしたら、人々は救いようもなく非合理な存在である。しかし、この見解は誤っている。たとえ、高等数学を駆使した統計や科学技術の装いがほどこされてはいるといっても、リスクについて述べる場合には、われわれはこう生きたい、という観点が入ってくるのである。このような判断は、われわれが自然科学や技術科学の領域を無制限に侵犯することによってのみ下すことが可能なのである。』（ベック『危険社会・新しい近代化への道』）

「科学技術に対する不安は知識が欠如していることが大きな理由なので、知識を与えることによって不安が解消する」という考え方はその後「欠如モデル」と名付けられ、そのような考え方で行われるリスクコミュニケーションに対する批判だけでなく、科学技術に関する知識を伝達すること自体にも反対する風潮を生んでいる。しかし、実際にリスク管理とリスクコミュニケーションに関わる専門家であれば、「科学技術に関する情報を伝達するだけで、反対、不安、批判、抵抗がなくなる」などという単純な考え方を持っている人は皆無だろう。情報の伝達はあくまでその後に行われる意見交換の前提であり、「欠如モデル」の名のもとに情報伝達までも批判することが大きな誤りであることは常識で判断できる。

次の例は、「広報えどかわ」において東京大学付属病院の中川恵一氏が、そして「広報よこはま」において日本学術会議副会長（当時）だった著者が、「低線量放射線を過度に恐れる必要はない」と述べたことに対する東京大学の押川正毅氏の批判である。その内容は、『「科学的評価」が正しいとして、それを根拠にして「過度に心配」することを否定できるか？』というものだ（学術の動向２０１２年５月号）。これもまた、チェルノブイリにおいて間違った情報を信じて過度に心配したことが何をもたらしたのかを知らないために出てきた批判であろう。

放射線の恐怖を煽る人たちの多くは善意や正義感、市民の側に立とうとする価値観などに基づいてそのような活動をしているものと思われるのだが、そのような科学的知識に乏しく、思い込みが激しい人の目には、科学的に正しい情報を発信する専門家が「放射線による健康影響を低く見せようとしている」と映るのであろう。それが「御用学者」、「東電の手先」などのレッテル貼りにつながると共に、「低線量放射線のリスク評価」を、これとは無関係の「原発問題」と無理に結びつけて、「原発推進派」というレッテル貼りも横行している。人間の直感的判断の特徴として、信頼が大きな根拠になるのだが、科学的論争で勝てないときには、相手の人格を批判して「不審な人物」と印象付けて、信頼を失わせようとするレッテル貼り作戦は、多くの場面で、ごく一般的に行われている。

こうして低線量放射線のリスクを大きく見せようとするキャンペーンが盛んだが、これはまさにチェルノブイリの悪夢の再現である。そのような「善意」の情報がチェルノブイリの住民をいまだに苦しめている。

科学が万能ではないし、間違うこともあることは、科学者自身が誰よりもよく知っている。しかし、STAP細胞問題のように科学には自身の間違いを正す「検証」という仕組みがあり、だから科学の信頼性は高いのである。だからといって、科学はまだ自然現象の全てを明らかにするほど進歩してはいない。科学に不確実性がつきものであることを理由にして、「だから科学は信用出来ない」という意見もあるが、これに対する極めて正当な反論を2つ紹介しよう。その一つは食品安全基本法第十一条にある「リスク評価は、その時点において到達されている水準の科学的知見に基づいて行われなくてはならない」という文言である。不確実性があっても科学を信用するしかないという考え方だ。もう一つは東京大学教授である一ノ瀬正樹氏の「放射能問題に立ち向かう哲学」という著書の一節である。『データの信頼性に一部疑問符がつけられる面があるのは確かだとしても、放射線の人体への影響に関して、まったく公正かつ客観的な評価ができないとまでは言えない。というより、この種の、多様な人々の編年的な調査の積み重ねを疑わしいとして拒絶してしまうとしたなら、科学的データとか歴史的資料とか、そうしたものは一切合財信頼できないものとして切り捨てることになってしまい、それこそ偏狭な懐疑論に堕してしまうだろう。』

人間同士の議論である限り、感情や思い込みが入るのはやむを得ない。しかし、科学を否定するためには科学が必要であり、誤解や思い込みでこれを否定することはあり得ない。正確な情報の共有がリスクコミュニケーションの基礎であることを最後にもう一度強調したい。

曲学阿世の徒

ＢＳＥ問題、米国産牛肉輸入再開問題、中国産冷凍ギョウザ事件、食品添加物、残留農薬問題、低線量放射線問題などについては、多くの人が誤解している。人間の判断の基準が感情であり、その背景には個人の知識と経験があるのだが、知識も経験も「実体験」だけでなく、情報を得ることによる「仮想体験」からも得られる。だから、世の中にあふれる多くの情報のどれを信じるのかによって、その人の判断基準が変わってしまう。

多くの人が誤解をしていた理由は、誤解させるような情報ばかりが流されていたことである。「全頭検査神話」を作った責任は、「全頭検査を実施したので、今後はＢＳＥに感染していないことが証明された安全な牛以外、食用として出回ることはありません」という「偽り」を述べた当時の政府にある。米国産牛肉に関する誤解の背景にあるのも「全頭検査神話」である。化学物質と放射線に「量と作用の関係」があることについてほとんど理解されていない原因は、科学教育の不足である。また、低線量放射線問題については、感情的な「意見」

が氾濫した影響が大きい。中国産輸入食品については誤解を招く報道の影響が大きいが、この問題だけでなく、すべての問題の大きな原因がメディアの科学に基づかない報道である。

世論に与えるメディアの影響を示したのが、朝日新聞が２００７年6月24日に報道した「世論調査にどのように答えるのか」という世論調査の結果だ。驚いたことに、「じっくり考えて答える」人は32％しかいなかったのに対して、「直感で答える」人が60％もいた。その割合は若い人ほど高く、20代男性では72％、30代女性では80％が直感で答え、60代男性ではその割合は40％に減った。そして、68％の人が、自分の意見は「世論に誘導されている」と感じ、「誰に誘導されていると思うか」を聞くと、新聞、雑誌、テレビなどのマスメディアと答えた人が53％、テレビのキャスター、コメンテーターが28％だった。多くの人が、メディアの論調をそのまま世論調査に書き込んでいる実態が示されている。このように、世論調査の結果はメディアの報道の動向を表すものであって、必ずしも回答者の真意を示すものではない。

日常的に出会う問題について我々が短時間で直感的に判断ができるのは、知識と経験の蓄積のおかげだが、自分の知識と経験の範囲を外れる非日常的な問題、例えば化学物質や放射線、遺伝子組み換え作物のリスクなどについては、信頼する人やメディアの意見、時には多数の意見を取り入れて、これを自分の意見として表明することもある。しかし、そのような自分自身の知識と経験に基づかない判断は、その人の行動に現れるほど確信を持ったものではないことが多い。アンケートには多くの人が「農薬が怖い」と答えながら、実際に無農薬野菜を探して買う人はほとんどいないことを述べたが、これと同じであろう。

このように、世論調査やアンケートの結果が回答者の確信を持った判断とはいえない面があるのだが、それしか「民意」を知る手段がない。こうして、たとえそれが誘導されたものであっても、世論の動向が「民意」になる。民意を知ることが必要な理由は、政治や行政に必要な「公平で公正な判断」の根拠になるからである。感情や倫理観は個人により大きく変わるので、合意することが難しい場合も多い。一方、科学は多くの人が認める客観的な基準になり得る。だから、合意形成の過程に科学に基づいた現実的な考え方をどれだけ加えることができるかが重要だ。

たとえば、ワクチンについては「多数の人の健康を守るために、少数の人が副作用で苦しんでもいいのか」という倫理観と、「少数の被害者をなくすために、多数の被害者を出してもいいのか」という倫理観が対立する。原発については、「100%安全という保障がない限り廃止すべき」という倫理観と、「100%の安全などはあり得ないし、100%でなくても安全性は十分に高いのだから、経済的混乱を招かないために再稼働すべき」という倫理観が対立する。

理想と現実、感情と科学、経済と環境、世の中に対立の種は尽きない。そして、対立する両派はお互いにグループを作り、そのなかで自分たちの正しさを再確認し、相手グループの間違いを声高に叫ぶ。しかし、それでは解決はしない。本当の解決は、お互いが自分のグループを飛び出して、意見が違う相手と真剣な対話を続け、信頼関係を結ぶことでしか得られない。それは、自己主張だけでなく、相手の意見を聞いて理解するという当たり前の行動が前提である。

間違ってはいけないことは、「科学」の議論と「価値観」の議論の混同だ。化学物質や放射線のリスクは科学的に評価でき、リスクがどのくらい大きいのかについては、ある程度の幅があるものの、科学者の同意ができている。科学の世界に妥協はない。科学を否定する意見は厳しく批判される。一方、どのくらいのリスクなら受け入れるのかについては、当然のことながら、様々な意見がある。そして、そのような価値観の違いは、科学だけでは調整できない。真摯な話し合いにより妥協点を見出すことしかない。

しかし、意見の違いを調整するための話し合いができない相手がいることも確かである。それは、商売のために誤解を振りまく人たち、自分の価値観や組織の拡大のために誤解を振りまく人たちだ。本を書き、講演をすることで誤解を振りまき、賛同者を集め、品物を売り、寄付を集めて大きな利益を得ている人たちだ。このような人たちとは、いくら話し合っても妥協点はない。始皇帝ならこのようなときに焚書坑儒を実行するかもしれないが、現代の社会ではそれは意味がない。そんな人たちは次々と出てくるからだ。

この問題を解決するために役に立つことが3つある。一つは科学教育とリスク教育の充実である。学校教育は教えるべき項目が目白押しで、どれかの教科を充実すると、他の教科が手薄になる。そのような状況の中で最低限教えるべきことは、化学物質と放射線のリスクを「あるか、ないか」で判断するのは間違いで、「量と作用の関係」で理解すべきことである。

2番目に、人間は信頼する相手の言葉はそのまま受け入れるが、信頼しない相手の言葉は最初から受け付けない。「安心」とは「安全」という言葉を信じられることであり、その意味で「安心＝安全＋信頼」という関係式が成り立つ。逆に「信頼がないところから不安が生まれる」のである。政治家、行政官、事業者、そして科学者が国民に信頼される存在になることが何より重要である。

3番目は、実現不可能な理想論や科学的根拠がない危険論など、多くの人に誤解を振りまく間違い情報や不適切な情報に対する対策である。とくに「専門家」の仮面をかぶって、非科学的な情報を流す一部の研究者、さらには、原発廃止などの個人的な「信念」のために科学を捻じ曲げて「放射能恐怖症」を広めるような報道を続ける評論家やメディア関係者、さらには、選挙目当てで非科学的なポピュリズムの政策を唱える政治家にも科学的根拠に基づいた反論が必要である。

「曲学阿世《きょくがくあせい》の徒《と》」とは、麻生太郎元総理大臣の祖父で、ワンマン宰相と呼ばれた吉田茂元総理大臣が使った言葉である。「曲学阿世」は史記の中にある語句で、「学問の真理にそむいて時代の好みにおもねり、世間に気に入られるような説を唱えること」という意味である。多くの人を誤解させて、その誤解をさらに広げるような非科学的な言動を続ける「曲学阿世の徒」との戦いは終わることはない。

〈参考文献〉

一瀬正樹「放射能問題に立ち向かう哲学」筑摩書房
畝山智香子『「安全な食べもの」ってなんだろう?』日本評論社
ウェード・アリソン「放射能と理性・なぜ『100ミリシーベルト』なのか」徳間書店
ウルリヒ・ベック「危険社会・新しい近代化への道」法政大学出版局
NPO法人くらしとバイオプラザ21「メディアの方に知っていただきたいこと・食品添加物」
NPO法人くらしとバイオプラザ21「メディアの方に知っていただきたいこと・農薬」
NPO法人くらしとバイオプラザ21「メディアの方に知っていただきたいこと・遺伝子組み換え作物・食品」
唐木英明「食品中の天然化学物質・残留農薬と食品添加物に対する誤解」FFIジャーナル214, 267-273, 2009
唐木英明「牛肉安全宣言」PHP出版[Kindle版]
小島正美「正しいリスクの伝え方―放射能、風評被害、水、魚、お茶から牛肉まで」エネルギーフォーラム
小島正美「メディアを読み解く力」エネルギーフォーラム新書
小島正美「誤解だらけの放射能ニュース」エネルギーフォーラム新書
小菅信子「放射線とナショナリズム」彩流社
サイモン・シン、エツァート・エルンスト「代替医療のトリック」新潮社
佐渡俊彦「放射線は本当に微量でも危険なのか? 直線しきい値なし(LNT)仮説について考える」医療科学社
佐藤健太郎『「ゼロリスク社会」の罠・「怖い」が判断を狂わせる』光文社新書

ズビグニエフ・ジャウォロフスキー「放射線の危険性と倫理」パリティ16（9）2000
関谷直也「風評被害そのメカニズムを考える」光文社新書
高田明和「健康神話にだまされるな」角川書店
高橋久仁子「フードファディズム―メディアに惑わされない食生活」中央法規出版
内閣府など「放射線リスクに関する基礎知識」復興庁ホームページ
中川恵一「放射線委が語る被ばくと発がんの真実」ベスト新書
中西順子「原発事故と放射線のリスク学」日本評論社
中村啓一「食品偽装との戦い・ミスターＪＡＳ10年の告白」文芸社
廣野喜幸「サイエンティフィック・リテラシー・科学技術リスクを考える」丸善出版
ＦＯＯＣＯＭ・ＮＥＴ　http://www.foocom.net/
松永和紀「メディア・バイアス・あやしい健康情報とニセ科学」光文社新書
松永和紀「お母さんのための『食の安全』教室」女子栄養大学出版部
山岸俊夫「安心社会から信頼社会へ・日本型システムの行方」中公新書
若宮　健「なぜ韓国は、パチンコを全廃できたのか」祥伝社

本書の執筆を促し、数々の有益なご意見をいただいた毎日新聞編集委員小島正美氏と、原稿の完成を辛抱強く待っていただいた株式会社エネルギーフォーラム出版部鈴木廉也氏に感謝します。

唐木英明　からきひであき
1964年東京大学農学部卒、同生物系大学院中退。農学博士、獣医師。東京大学助手、助教授、テキサス大学ダラス医学研究所研究員、東京大学教授、同アイソートープ総合センター長を経て東京大学名誉教授、倉敷芸術科学大学学長(現在は学長顧問) および公益財団法人食の安全・安心財団理事長に就任。この間、内閣府食品安全委員会専門委員、同日本学術会議二部（生命科学）部長、国際担当副会長、日本獣医学会理事、日本薬理学会理事、日本トキシコロジー学会理事長などを歴任。専門は薬理学、トキシコロジー、食品安全、リスクコミュニケーション。

エネルギーフォーラム新書 025

不安の構造
リスクを管理する方法

2014年4月26日　第一刷発行

著　者　唐木英明
発行者　志賀正利
発行所　株式会社エネルギーフォーラム
〒104-0061 東京都中央区銀座5-13-3　電話 03-5565-3500
印刷・製本所　錦明印刷株式会社
ブックデザイン　エネルギーフォーラム デザイン室

定価はカバーに表示してあります。落丁・乱丁の場合は送料小社負担でお取り替えいたします。

©Hideaki Karaki 2014, Printed in Japan　ISBN978-4-88555-429-2